改革创新试验教材
供护理类专业用

口腔修复与正畸护理技术

总主编　毕小琴　姚永萍

主　编　鲁　喆　杜书芳

副主编　姚永萍　廖学娟　刘漫丽

编　者（以姓氏笔画为序）

王劲游（成都市温江区劲游牙病防治所）　　　张宗骊（四川大学华西口腔医院）

王铝亚（四川大学华西口腔医院）　　　　　　林　洁（四川大学华西口腔医院）

王韵诗（四川大学华西口腔医院）　　　　　　姚永萍（四川护理职业学院）

毕小琴（四川大学华西口腔医院）　　　　　　唐海波（四川护理职业学院）

刘漫丽（四川大学华西口腔医院）　　　　　　淳　玲（四川护理职业学院）

杜书芳（四川大学华西口腔医院）　　　　　　鲁　喆（四川大学华西口腔医院）

李月梅（四川护理职业学院）　　　　　　　　谢　莲（四川大学华西口腔医院）

张　叶（四川大学华西口腔医院）　　　　　　廖学娟（四川大学华西口腔医院）

张　莉（四川大学华西口腔医院）

U0285045

人民卫生出版社
·北　京·

图书在版编目（CIP）数据

口腔修复与正畸护理技术 / 鲁喆，杜书芳主编. —
北京：人民卫生出版社，2021.1
 ISBN 978-7-117-31025-3

Ⅰ. ①口⋯　Ⅱ. ①鲁⋯ ②杜⋯　Ⅲ. ①口腔矫形学－
高等职业教育－教材②口腔科学－护理学－高等职业教育
－教材　Ⅳ. ①R783②R473.78

中国版本图书馆 CIP 数据核字（2021）第 012745 号

| 人卫智网 | www.ipmph.com | 医学教育、学术、考试、健康，购书智慧智能综合服务平台 |
| 人卫官网 | www.pmph.com | 人卫官方资讯发布平台 |

口腔修复与正畸护理技术
Kouqiang Xiufu yu Zhengji Huli Jishu

主　　编：鲁　喆　杜书芳
出版发行：人民卫生出版社（中继线 010-59780011）
地　　址：北京市朝阳区潘家园南里 19 号
邮　　编：100021
E - mail：pmph @ pmph.com
购书热线：010-59787592　010-59787584　010-65264830
印　　刷：北京铭成印刷有限公司
经　　销：新华书店
开　　本：787×1092　1/16　印张：6
字　　数：150 千字
版　　次：2021 年 1 月第 1 版
印　　次：2021 年 3 月第 1 次印刷
标准书号：ISBN 978-7-117-31025-3
定　　价：30.00 元
打击盗版举报电话：010-59787491　E-mail：WQ @ pmph.com
质量问题联系电话：010-59787234　E-mail：zhiliang @ pmph.com

序 言

随着人民群众对口腔保健与治疗的需求不断增加，口腔专科医院、诊所数量呈逐年上升趋势，从事口腔专业的护士数量也逐年增加，对新入职口腔护士从事临床护理工作的基础理论、基本知识和基本技能的要求越来越高。高等护理职业教育以适应社会需要为目标，以培养技术应用能力为主线来设计学生的知识、能力、素质结构和培养方案。强调理论教学和实践训练并重，毕业生具有直接与岗位对接的工作能力。因此，急需要一套与临床工作相适应、疾病病种涵盖面广、护理相关知识内容丰富、专业性强、实用性高的口腔护理职业培训教材。

四川大学华西口腔医院始建于1907年，是我国第一个口腔专科医院，作为中国现代口腔医学的发源地，华西口腔医院为中国口腔医学、口腔护理学的发展作出了巨大贡献，培养了一大批口腔医学、口腔护理学的专家、栋梁和人才。四川护理职业学院于1999年开始与四川大学华西口腔医院合作，在实践教学过程中不断深化医教协同，立足口腔护理专门化方向的发展，双方通过共同制订人才培养方案、教研活动、师资培养等，优化资源，解决了高等职业院校缺乏高水平、临床经验丰富的师资的重大问题。但是，高等职业院校开设口腔护理专门化方向班缺乏专业教材是一个制约专业发展的大问题，双方合作开发本套教材是实施"三教"改革的务实之举。在"护教协同"理念指导下，采用"医护教"新模式培养学生，以适应社会需要为目标，以培养技术应用能力为主线来设计学生的知识、能力、素质结构和培养方案。

本套教材共5册，包括《口腔颌面外科护理技术》《口腔内科护理技术》《口腔修复与正畸护理技术》《口腔医院感染管理》和《口腔设备仪器使用与维护》。本教材特点：①以临床案例导入，护理程序为基线，突出了以病人为中心的护理理念，系统讲解了口腔内科、口腔颌面外科、口腔修复与正畸科常见疾病病人的护理技术；阐述了口腔医院感染的特点和管理要点；介绍了口腔科常见设备、仪器的使用和维护要点。兼具新颖性和实用性。②体系完整，各分册既能独立成册使用，又可交叉融合，对多学科会诊、多专业联动有较强的指导意义。③编写了学习目标、思考题和教学大纲（参考），有利于教师教学和学生学习。④内容周详、重点突出，图文并茂，具有很强的可阅读性和可操作性，对教学及临床都有很好的指导意义。本系列教材是四川大学华西口腔医院与四川护理职业学院20年院校协作的成果，印证了四川大学"海纳百川，有容乃大"的校训，体现了四川护理职业学院"五爱五尽"家校情怀的价值观，医教协同必将行稳致远。

衷心感谢四川大学华西口腔医院和四川护理职业学院积极组织并完善了本套教材！感

谢主编团队及所有参与撰写的作者们！感谢所有关心中国口腔护理事业发展的读者和朋友们！

毕小琴　姚永萍

2020 年 3 月

前　言

随着我国社会经济和文化的发展,大众对口腔卫生服务需求不断增加,医疗技术水平也不断提升,急需加强培养口腔专科护理人才。

目前在护理教育体系中,尚无系统的、适合各层次口腔护理教学的教材,为此我们组织既有教学经验又有临床技能的口腔医护专业人员,编写了《口腔修复与正畸护理技术》。本教材从专科基础理论知识到护理操作技能都有详尽的介绍,便于学生学习和掌握。本教材有如下特点:

1.突出口腔修复、种植及正畸专业知识　本书介绍了口腔修复、种植及正畸专科护理理论知识、操作技能、疾病护理,使学生掌握相关基础理论和基本操作技能。

2.口腔修复、种植及正畸器械图文并茂　通过对口腔修复、种植及正畸常用器械的介绍,并配有相关图示,可增强学生记忆、理解和实际操作能力。

3.以口腔修复、种植及正畸疾病的护理问题为导向引出护理计划　以问题为导向,通过案例的导入提出相关问题,引导学生去学习、思考和解决问题,提高学生学习的兴趣和效果。

4.全书阐述了整体护理理论在口腔修复、种植及正畸病人临床护理中的应用,并展现了护理人文关怀在口腔护理中的重要作用。

5.理论与临床实践紧密结合　口腔护理工作贯穿于病人就诊的全过程。从病人的评估、护理诊断、健康指导、口腔诊疗的配合到医院感染的防控实施都需要护士的全程参与。该教材对口腔疾病的护理流程、护理常规、护理操作都进行了规范介绍,理论与实践并重,以便学生将理论与临床实践紧密联系,学以致用。

本教材在编写过程中得到了四川大学华西口腔医院、四川护理职业学院等单位的大力支持,在此致以诚挚的谢意!对各位编委的辛勤付出和通力合作表示衷心的感谢!

由于编者水平有限,不足之处在所难免,希望广大师生、同仁批评指正。

鲁　喆　杜书芳
2020 年 9 月

目 录

第一章

绪　论

学习目标

1. 掌握常用设备仪器材料的管理。
2. 熟悉口腔修复学、口腔正畸学、口腔种植学的治疗基本特点。
3. 了解口腔修复学、口腔正畸学、口腔种植学的治疗原则。

◀ 第一节　口腔修复学概述 ▶

一、口腔修复学基础理论

（一）概念

口腔修复学是应用符合生理的方法,采用人工装置修复口腔及颌面部各种缺损的一门临床科学。口腔修复学属于生物医学工程范畴,是医学与多学科相结合产生的,是口腔医学的重要组成部分。用于修复口腔及颌面缺损的人工装置称为修复体,如义齿、义眼、义耳等。口腔修复学的临床内容主要包括以下几方面:牙体缺损或畸形的修复治疗、牙列缺损的修复治疗、牙列缺失的修复治疗、颌面缺损的修复治疗、牙周疾病的修复治疗、颞下颌关节疾患的修复治疗。本书主要讲解前三方面的修复治疗病人的护理。

（二）病因

1. **龋病**　龋病是在以宿主为主的多因素作用下,造成牙体硬组织发生的慢性进行性破坏。缺损的大小、形状、深浅均有不同,严重者可导致牙冠大部分或完全丧失。

2. **牙外伤**　意外撞击或进食硬物、过度磨耗可造成牙裂、牙折、牙脱落等。牙外伤常常导致患牙发生慢性牙髓病变、根尖周病变等,患牙往往因为治疗效果不好而被拔除。

3. **牙周疾病**　牙周疾病会导致牙周组织被逐渐破坏形成牙周袋,牙槽骨吸收后导致牙松动、脱落或被拔除。

4. **发育障碍**　儿童在生长发育期,因内分泌障碍、疾病、遗传、营养不良等原因,均可影响颌面部颌骨及牙齿的发育,使牙齿钙化或萌出过程发生障碍。

（三）治疗原则

口腔修复治疗原则主要是正确地恢复形态与功能,保护口腔软、硬组织健康,修复体龈边缘设计合乎牙周组织健康的要求,修复体合乎抗力形和固位形的要求。

二、口腔修复治疗基本特点

(一)修复体类型及特点

1. **各类冠修复体** 如桩冠、嵌体、全冠、部分冠等,一般用于治疗各种牙体缺损或牙体畸形,也可为其他修复体的固位形之用。修复后,修复体固定在患牙上,病人不用自行取戴。

2. **固定义齿** 又称固定桥,是利用缺牙间隙两端或一端的天然牙或牙根做基牙的修复体。修复后,修复体粘接在基牙上,不能自行取戴。修复体颜色逼真,体积较小,损坏后需拆下重新制作。

3. **可摘局部义齿** 指利用口内余留的天然牙、黏膜、牙槽骨做支持,借助义齿的固位体等装置获得固位和稳定。用以修复牙列或其他软组织的缺损。病人可自行取戴的一种修复体。修复体体积较大,价格低廉。

4. **全口义齿** 又称总义齿,是为牙列缺失病人制作的修复体,用以恢复病人的面部形态和功能。该修复体固位效果与病人的牙槽嵴的丰满度、修复技术、义齿使用方法等密切相关。

(二)口腔修复治疗基本流程

1. **口腔病史采集** 了解病人就诊的原因、目的。

2. **临床检查** 检查缺损情况、牙周、基牙及邻牙的健康状况。

3. **诊断及设计** 要求诊断明确,设计符合生理及美学要求。

4. **印取模型** 准确反映缺损区软、硬组织情况。

5. **修复体的制作** 在模型上精细加工,尽量减少变形。

6. **修复体的戴入** 将修复体戴入口内缺损处,恢复咬合功能。

7. **复诊** 了解、检查及维护修复体。

(王劲游 唐海波)

◀ 第二节 口腔种植学概述 ▶

一、口腔种植学基础理论

(一)概念

口腔种植学又称牙种植学,是研究以植入颌骨内的牙种植体为支持、固位修复体,用以修复牙列缺损和缺失的口腔临床学科。牙种植体具有良好的生物相容性,植入病人颌骨后,能与骨组织形成紧密、牢固的结合。目前种植系统多达 100 多种,被广泛用于牙列缺损、牙列缺失的修复。

(二)病因

1. 游离端缺失不能制作固定义齿者。

2. 多个牙缺失不愿接受可摘义齿修复者。

3. 由于牙槽嵴严重吸收以致过分低平或者呈刀刃状,肌附着位置过高,舌体积过大或者活动度过大等,影响全口义齿固位的牙列缺失者。

4. 伴有颌骨缺损后用常规修复方法不能获得良好固位者。

5. 余留牙不足以支持缺失牙固定修复者。

（三）治疗原则

1. **牙种植体植入术的基本原则**　①外科无菌原则；②防止副损伤原则；③微创原则；④初期稳定性原则。

2. **种植义齿修复应遵循的原则**　①正确恢复牙的功能与形态；②良好的稳定、固位、支持；③有益于口腔软、硬组织健康；④符合美学原则。

二、口腔种植治疗基本特点

（一）修复体类型及特点

1. **按固位方式分类**　可分为固定式种植义齿和可摘式种植义齿两类。固定式种植义齿按基台的特点又可分为粘固式和螺丝固位式种植义齿。

2. **按缺牙数目和修复方式分类**　可分为种植单冠、多个牙种植义齿、全颌种植义齿。

3. **按上部结构与基台的连接形式分类**　可分为杆卡附着式种植义齿、套筒冠附着式种植义齿、球类附着式种植义齿及磁性固位种植义齿等。

（二）口腔种植治疗基本流程

1. **口腔病史采集**　了解病人就诊的原因、目的。

2. **临床检查**　检查缺损情况、牙周、牙槽骨、全身的健康状况。

3. **诊断及设计**　确定种植体的型号，预约手术时间。

4. **种植体植入。**

5. **种植印模制取。**

6. **种植义齿戴入。**

7. **复诊**　了解、检查及维护种植体。

（廖学娟）

◀ 第三节　口腔正畸学概述 ▶

一、口腔正畸学基础理论

（一）概念

口腔正畸学是研究错𬌗畸形的病因、发生机制、诊断分析及预防和治疗的一门学科。错𬌗畸形对病人的口腔健康、口腔功能、颌面骨骼的发育及外貌都有很大影响。错𬌗畸形的病因复杂、临床表现多样，正畸治疗是一个漫长而复杂的治疗过程。

（二）病因

1. **遗传因素**　错𬌗畸形的遗传因素，来源于种族演化和个体发育。多数人的错𬌗畸形与双亲的遗传有关。

2. **其他因素**　①先天因素：除遗传因素外，还与母体妊娠期营养不良，牙、舌大小形态异常，唇系带异常等有关。②后天因素：佝偻病，垂体和甲状腺功能异常，儿童时期急、慢性鼻炎，扁桃体炎。③功能因素：不正确的喂养方式造成的吸吮功能异常、咀嚼功能异常。④口腔不良习惯。⑤乳牙期及替牙期的局部障碍。

（三）治疗原则

正畸矫治错𬌗畸形，获得新的平衡和协调的牙𬌗关系、颅颌面形态和功能。

二、口腔正畸治疗基本特点

（一）口腔正畸治疗类型及特点

1. **固定矫治器** 病人不能自行摘戴，由正畸粘接技术或焊接技术将正畸附件固定于牙齿上。

2. **活动矫治器** 病人可以自行摘戴，包括无托槽隐形矫治器、功能式矫治器、颌垫式矫治器等。

（二）口腔正畸治疗基本流程

1．了解病史和家族史，口腔一般检查、影像学检查、感染性疾病检查。

2．制取研究模型，分析病人病历资料，确定治疗方案，签知情同意书。

3．试戴活动矫治器或粘接固定矫治器。

4．病人按正畸治疗计划按时复诊，实施治疗方案。

5．保持器的制作与佩戴。

6．病人在保持期按时复诊，维持正畸效果。

（廖学娟）

◀ 第四节 材料及设备器械的管理 ▶

一、材料的管理

（一）管理方法

1．建立材料领用登记制度。材料的种类，型号，数量，出、入库均应登记，便于清理和管理。

2．材料分类存放、定点放置，便于临床使用和清理。

3．高值耗材要做到专人管理，专柜存放，使用密码柜，科室设立二级库管理，根据临床使用量到一级库（设备科）领取申请的高值耗材，核对品名、种类、数量、型号等信息，建立追溯管理制度，做好使用记录，账物相符，避免浪费或遗失。

4．定期检查材料的数量、性能，保证临床工作的有序开展。

5．定期清洁材料储存区，存放材料的货架、底垫等设施设备，应保持清洁无杂物。

（二）常用材料的分类及管理

常用材料的分类及管理见表1-1。

表 1-1 常用材料的分类及管理

分类	品名	管理方法
印模类	藻酸钾印模材料	1．材料加盖保存 2．调拌用具清洁干燥
	硅橡胶印模材料	按需使用，做好记录
	聚醚橡胶印模材料	1．材料具有亲水性，避免在潮湿的环境储存 2．按需使用，做好记录
模型类	蜡型材料	保存时室温控制在25℃左右
	石膏	1．材料需加盖保存 2．调拌用具清洁干燥
	人造石	1．需加盖密闭保存 2．混合时需水量较少，注意准确量取

续表

分类	品名	管理方法
粘接剂	磷酸锌水门汀粘固剂	1. 加盖保存 2. 储存环境清洁干燥
	羧酸锌粘固材料	1. 加盖保存 2. 液体黏稠度大且易挥发,应现调现配 3. 储存环境清洁干燥
	氧化锌丁香酚水门汀	1. 氧化锌粉取用后应立即加盖,干燥保存 2. 避免污染树脂,影响其聚合
	玻璃离子水门汀	1. 置于阴凉干燥避光处保存 2. 现调现用,每次用后立即拧紧瓶盖
	自凝树脂	注意调拌器具不被酚类物质污染
	化学固化非调和正畸粘接剂	1. 置于阴凉干燥避光处保存 2. 取液剂和糊剂的用具不能混用
	光固化正畸粘接剂	1. 置于阴凉干燥避光处保存 2. 取液剂和糊剂的用具不能混用 3. 操作中关闭牙科手术灯或调为低亮度
酸蚀剂	牙釉质酸蚀剂	使用后及时加盖
	牙本质表面酸蚀剂	用后的酸蚀剂需经无酸化处理后才能丢弃
	硅酸盐陶瓷表面酸蚀剂	1. 氢氟酸具有强烈的腐蚀性,使用时做好防护,防止操作者手部皮肤或眼睛被灼伤 2. 使用后被氢氟酸沾染的所有器械、容器表面需撒上碳酸氢钠粉剂中和其酸性后,才能进行分类处置
正畸常用材料	分牙簧	使用时注意避免误吞、误吸的发生
	分牙橡皮圈	置于阴凉干燥处保存
	结扎丝	使用时结扎丝末端压入弓丝下方,避免扎伤牙龈
	结扎圈	置于阴凉干燥处保存
	托槽	1. 预置粘接托槽须置于阴凉干燥处保存 2. 对镍或铬过敏者慎用金属托槽
	带环	1. 先在模型上比试挑选合适型号后再试戴 2. 对形态变异的磨牙需要制作个别带环
	颊面管	根据需要选择粘接型或焊接型
	弓丝	存放时避免扭曲变形

二、设备仪器的管理

(一)管理方法

1. 建立管理机构,进行合理分工,组织协调控制。不断总结管理经验,运用现代管理技术和方法,提高设备仪器管理的科学性。

2. 完善管理机制,建立、健全规章制度,并督促检查各项规章制度的实施,做到设备的数量准确,账目清楚,账账相符,供应及时,管理严格。

3. 避免设备的闲置、积压和浪费,千方百计地提高设备的利用率,力求最大限度地发挥设备的经济效益和社会效益。

4．做好设备的维修、保养，设备科常用零配件应备存，保证设备始终处于最佳技术状态，努力提高完好率。

（二）常用设备仪器的使用与维护

常用设备仪器的使用与维护见表1-2。

表1-2　常用设备仪器的使用与维护

设备	用途	维护方法
牙科综合治疗台	牙科综合治疗设备是用来治疗口腔疾病的专用设备，其基本要求应该符合人机工程学原理，满足四手操作的需要，具备诊断和治疗一般口腔疾病的功能，操作简便、安全、可靠	1．定期检查电源，电压、水压和气压必须符合本机工作要求，管路必须畅通，保持整机清洁卫生，防止牙椅污染和碰撞、划伤 2．弱吸器和强吸器在每次使用完毕，必须吸入一定量的清水，以清洁管路、负压发生器等塑件，防止其堵塞和损坏。下班前拔出吸唾过滤网，倒掉污物，清洗干净后装好，防止漏气 3．每日治疗完毕都应用洗涤剂清洗痰盂。不得使用酸、碱等具有腐蚀性的洗涤剂，以防止损坏管道和内部组件。定期清洗痰盂管道的污物收集器 4．器械盘的设计载荷重一般为2kg左右，切记勿在器械盘上放置过重的物品，以防破坏其平衡，造成器械盘损坏或固位不好 5．冷光手术灯在不用时应随时关闭 6．下班前必须关闭设备上的水、电、气开关，椅位应恢复原位
牙科种植机	适用于牙列缺损或牙列缺失病人的牙种植治疗	1．每日使用无刺激性的表面消毒剂对种植机机壳外表和操作面板进行擦拭 2．定期使用专业消毒纸巾擦拭种植弯机表面污物，将弯机浸入清水杯中，脚踩工作键，慢速冲洗机头，正反转各15秒，排净水泵及弯机中血液、生理盐水后，再分别向弯机尾部和出水口注洁剂和润滑剂 3．马达取下后，电缆线盘绕直径应大于15cm，以免弯曲折叠影响电缆功能 4．种植弯机和马达均应在每次使用后进行高温高压灭菌处理 5．用完种植机后，先关开关，再关电源，每天均有使用登记
牙科专用激光治疗仪	是一种利用激光治疗口腔疾病的设备，主要用于去除龋坏组织，根管消毒、牙体脱敏、牙体倒凹的修整、牙周手术、口腔黏膜病治疗、颌面外科手术、颌面美容等	1．检查光纤，确认无破损，中间无断裂 2．治疗机的工作区或其防护包装的入口处，应挂上相应的警告标志 3．操作者和病人必须戴好激光防护镜，病人闭上眼睛，不许他人旁观 4．光纤末端是激光的最终输出窗口，严禁指向人（治疗部位除外），不工作时，其出口光路低于人眼以下，避免误伤 5．功率及频率的组合设定，应严格按临床验证的数据进行，严格控制参数，严禁违规操作 6．治疗间隔时间较长时，可将治疗机置于待机状态或关机 7．治疗机中有许多光学元件，应注意防震、防尘及防潮 8．注意保护电源线及脚控开关连接线，严禁碾、压，保持自然松弛状态

设备	用途	维护方法
正压压膜机	临床上主要用于制作透明压膜保持器	1. 在使用压膜机之前必须检查操作环境安全,设备应放在平坦的底座上,其周围环境干燥,严禁在周围存放易燃易爆物体 2. 散热器的旋转盒可以达到很高的温度,所以在短暂的时间内是不能触摸的 3. 清洁压膜机最好使用柔软的干布,也可使用柔和清洁液海绵,水和清洁液不能漏入仪器中 4. O形环使用硅油脂进行润滑
超声骨刀	利用超声波对硬组织的破碎能力来进行骨及牙体组织切割的口腔临床医疗设备	1. 定期检查工作尖是否磨损。工作尖的有效部位变钝后必须更换。镀金钢砂工作尖上的金刚砂变光滑、光亮后也必须更换。为防止工作尖磨损而影响手术,建议术前备一套已消毒的工作尖套装。应避免工作尖掉落受损 2. 术前详细检查,确认手柄线完好无损,附件齐全;根据说明书进行维护;按设备供应商推荐的灭菌要求进行灭菌操作 3. 术后须详细检查超声波发生器电源线、接口、脚控制器是否完好无损。主机和由抗菌塑料制成的控制面板可用消毒药巾清洁。及时擦干超声波发生器所有液滴,去除机体上腐蚀性化学消毒剂,以免对机体产生腐蚀

三、器械的管理

(一)口腔器械处理基本原则

1. 口腔器械应一人一用一消毒或灭菌。
2. 高度危险口腔器械应达到灭菌水平,无菌保存。
3. 中度危险口腔器械应达到灭菌水平或高水平消毒,清洁保存。
4. 低度危险口腔器械应达到中或低水平消毒,清洁保存。

(二)口腔器械分类及处置

口腔器械按危险程度可分为高、中、低度危险器械(表 1-3)。

表 1-3　口腔器械分类及处置

分类	分类原则	常见器械	处置	储存
高度危险口腔器械	穿透软组织、接触骨、进入或接触血液或其他无菌组织的口腔器械	种植手术器械、种植牙用手机;其他器械:牙科车针、排龈器、刮匙、挖匙、电刀头等	灭菌	灭菌保存
中度危险口腔器械	与完整黏膜相接触,而不进入人体无菌组织、器官和血流,也不接触破损皮肤、破损黏膜的口腔器械	检查器械:口镜、镊子、器械盘等;正畸用器械:正畸钳、带环推子、取带环钳子、金冠剪等;修复用器械:去冠器、拆冠钳、印模托盘、垂直距离测量尺等;其他器械:牙科手机,卡局式注射器,吸唾器,用于舌、唇、颊的牵引器,三用枪头,成形器,开口器,金属反光板,拉钩	灭菌或高水平消毒	清洁保存

续表

分类	分类原则	常见器械	处置	储存
低度危险口腔器械	不接触病人口腔或间接接触病人口腔,参与口腔诊疗服务,虽有微生物污染,但在一般情况下无害,只有受到一定量的病原微生物污染时才造成危害的口腔器械	模型雕刻刀、钢调刀、蜡刀、橡皮调拌碗、聚醚枪、卡尺、抛光布轮、技工钳	中、低度水平消毒	清洁保存

(三)器械维护的管理

1. 遵循口腔器械的处理原则,按照器械危险度的分级,采取"一人一用一灭菌或消毒"。

2. 器械的处置环节,应做好职业防护,规范操作,避免针刺伤。

3. 加强临床的预处理,器械用后及时清除附着的材料,附着血迹等有机物的器械应用多酶浸泡,湿式保存。

4. 对于多组件物品需先卸开各组件后再进行清洗。消毒灭菌前需进行组装,确认功能完好后再拆开进行消毒灭菌备用。

5. 保护器械工作端,精密器械的工作端应上保护套。

6. 贵重器械应有固定的包装容器,保持器械的锋利。

7. 严格按照消毒灭菌的先后顺序使用,遵循器械物品"先进先出"的原则。

8. 对于消毒级器械使用前应做好手卫生的消毒,清洁保存和使用;对于灭菌级器械的使用,应按照无菌操作的原则。

思考题

1. 什么是口腔修复学?修复体的特点是什么?

2. 口腔种植治疗的原则主要是什么?

3. 错𬌗畸形病人的病因主要是什么?

4. 口腔器械的分类处置原则主要是什么?

(林 洁)

第二章

口腔修复病人护理

学习目标

1. 掌握口腔修复常用护理操作技术；牙列缺损病人的护理流程；牙列缺失病人健康指导的主要内容。

2. 熟悉口腔修复常用材料及器械；牙体缺损病人的护理流程。

3. 了解牙列缺失病人的治疗流程。

◀ 第一节　口腔修复常用材料及器械 ▶

在口腔修复治疗过程中，一定会应用到各种口腔工艺材料。修复治疗的效果，很大程度上依赖于各种口腔工艺材料的性能，因此护士要对常用材料的成分、性能、用途以及使用注意事项有充分的了解，才能更好地提高病人修复治疗的效果；口腔修复治疗过程中因其操作的特殊性会用到一些特殊的器械，关于器械的性能及用途护士也要加以了解，才能做好护理操作工作。

一、常用材料

根据口腔修复病人的特点，口腔修复材料大致分为印模材料、模型材料、粘固材料以及其他一些辅助材料等。

（一）印模材料

在制作口腔修复体时，通常需要在能准确反映口腔状况的模型上进行，为了获得正确的模型，首先要取口腔阴模，即口腔印模，制取印模时所用的材料，称为印模材料。护士要充分了解印模材料的种类、组成、主要性能、临床使用特点及要求，根据对所制取印模精确度和用途的不同要求，选择相应的印模材料。

1. 藻酸钾印模材料　藻酸钾印模材料是一种弹性不可逆的印模材料，该材料本质上是一种水胶体，因此又称为不可逆水胶体印模材料。藻酸钾印模材料价格便宜，容易操作，凝固后具有软弹性，在口腔临床中应用广泛。

（1）成分：组成藻酸钾印模粉的主要成分有藻酸钾、硫酸钙、碳酸钠，其次是硅藻土、氧化锌、滑石粉、氟钛酸钾、香料、防腐剂等。每种组成成分在调和过程中发挥着不同的作用，从而完成模型的印取。

（2）性能：制取的印模清晰、准确、表面光洁、精确度高，细节再现性较好。

（3）用途：主要适用于记录模型、全口义齿及活动义齿印模的制取。

（4）注意事项

1）使用时严格按产品说明书进行标准取量。

2）保持调拌器具清洁干燥，因藻酸钾印模材料亲水性比较好，为了保证材料的调拌效果，要保持调拌器具的清洁干燥。

3）印模制取后及时灌注，凝固的胶体受环境的影响可在吸水时出现膨胀，失水时出现收缩，因此，水胶体印模材料在完成印模后，应尽快灌注模型，以免印模由于吸水或失水而影响印模的准确性。

2. 琼脂印模材料 琼脂印模材料是一种弹性好且可逆的印模材料，琼脂在加热融化后变为溶胶状态，冷却凝固后又变回凝胶态。

（1）成分：主要组成成分为琼脂、硫酸钾、硼砂、甘油、防腐剂和矫味剂等。

（2）性能：具有热塑性能，一般凝胶温度为 37～45℃。琼脂印模材料强度较低，所有凝胶状的材料很容易断裂，琼脂材料流动性大，有较好的亲水性，容易在湿润牙表面流入牙龈沟内。

（3）用途：可用于口腔所有印模部分细节部位的制取，不能单独取模，一般可与藻酸盐材料联合取模。

（4）注意事项

1）使用时使其充分加热，成为完全溶胶状态。

2）与藻酸盐材料联合使用时注意配合操作时间，快速取模，及时灌注。

3. 硅橡胶印模材料 硅橡胶是高分子合成橡胶，具有理想的弹性、韧性、强度以及良好的流动性、可塑性和体积稳定性等优点。使用硅橡胶制取的印模清晰、精确、与模型材料不发生化学变化，易于脱模，为口腔修复临床最理想、最被看好的一类印模材料。本教材主要介绍常用的加成型硅橡胶印模材料。

（1）成分：加成型硅橡胶印模材料，又称Ⅱ型硅橡胶印模材料。通常采用两管包装的双组分形式基质糊剂为一组分，主要是聚二甲基硅氧烷，另一组分也为糊剂，内含催化剂、交联剂和填料。当基质糊剂与催化剂糊剂调和后，在催化剂的作用下，经加聚反应而交联成弹性体，固化过程中无水及醇副产物的生成，故尺寸稳定性较好。

（2）性能：该材料有非常好的弹性，弹性恢复率高达 99% 以上，永久变形率非常小。加成型硅橡胶在凝固反应中无副产物产生，凝固过程中体积收缩率较低，尺寸的稳定性好。有较好的细节再现性。

（3）用途：临床上适用于口腔各种情况的取模，常用于精细印模的制取。

（4）注意事项

1）在调拌加成型硅橡胶材料时注意清洁双手，避免佩戴乳胶手套接触该材料，防止油污、硫化物对材料的影响。

2）因该材料强度较高，取模应使用刚性托盘，避免变形。

4. 聚醚橡胶印模材料 聚醚橡胶属于弹性不可逆印模材料，是一种人工合成橡胶。这种材料凝固体积变化小，硬度、精度高于硅橡胶。聚醚橡胶的调配过程由专用仪器完成，机械混合出的材料均匀、无气泡、剂量精确。

（1）成分：聚醚橡胶主要由基质糊剂和催化糊剂组成，基质糊剂端基为环乙亚胺基的长链聚醚。催化糊剂主要为苯亚磺酸钠、补强填料、增塑剂以及颜料。

（2）性能：该材料弹性恢复率为98%～99%，尺寸稳定性好。聚醚橡胶强度较高，取模应选择刚性托盘，且对病人口腔情况要求较高，口腔内出血较多且用牙松动的慎用。

（3）用途：临床上主要适用于冠、桥、嵌体、贴面、咬合记录等印模。

（4）使用注意事项

1）使用聚醚橡胶取模时注意评估病人牙的综合情况，避免造成损伤。

2）为了保证细节再现性，在取模前可在工作区用小头的注射器充分注入聚醚橡胶材料再取模。

（二）模型材料

模型即物体的阳模，口腔模型是记录口腔各部分组织形态及关系的阳模，制作模型所用的材料称为模型材料，常用的模型材料主要有各种石膏材料和模型蜡材料。良好的模型材料应具备以下性能：良好的流动性、适当的凝固时间、良好的复制再现性、尺寸稳定性、抗压强度大、与印模材料兼容、操作简便、取材方便、价格低廉。

1. **石膏材料**　常用的石膏材料包括熟石膏、普通人造石和高强度人造石。

（1）成分：口腔用各种石膏模型材料是通过对天然生石膏进行煅烧脱水而成，不同脱水方法可制成性能不同的石膏产品。

1）熟石膏：熟石膏的主要成分是β-半水硫酸钙，是由生石膏粉经开放式加热煅烧脱水而成的。得到的晶体外形不规则，表面积大，凝固后强度、硬度一般。

2）普通人造石：普通人造石的主要成分为α-半水硫酸钙，是由生石膏粉在密闭环境及饱和蒸汽介质中加热脱水制成，得到的晶体外形较规则，颗粒致密。混合时需水量较小，凝固后孔隙较少，强度和硬度较高。

3）高强度人造石：高强度人造石是采用精选的高密度生石膏为原料，通过将生石膏在30%氯化钙溶液中于高温、高压下脱水而成。这样形成的半水硫酸钙晶体颗粒呈棱柱状，外形规则，结构致密，比表面积小。混合时需水量小，凝固后材料更加致密，强度和硬度更高。

（2）性能：熟石膏的凝固过程可以分为初凝和终凝两个阶段。从调和开始计算，初凝的时间一般为8～10分钟，终凝的时间一般为40～60分钟，24小时后石膏完全凝固。人造石的初凝为10～15分钟。超硬石膏的强度和硬度更高，凝固的时间略长。

（3）用途：熟石膏用于灌注普通义齿和全口义齿的初模、装盒、上𬌗架等固定用材料；人造石主要用于复杂托牙和固定义齿修复的模型；超硬石膏加工条件复杂，产量低，价格高，仅用于精密铸造模型。

（4）注意事项：不管使用什么材料，操作时尽量充分振荡，排除气泡，以使模型更加完整、清晰。储存过程中注意模型的防潮。

2. **蜡型材料**　蜡型材料是一种主要来源于动植物和矿物，也可以是人工合成的一类高分子有机化合游离酸及醇。在口腔临床制作修复体的过程中，常需要用蜡型材料雕刻制作成修复体的雏形——蜡模型（蜡型），然后通过包埋、铸造形成金属铸件或装盒置换成塑料。此外，蜡还可以用于粘接其他材料、暂时固定模型等。本节主要讲述模型蜡。根据用途，临床上常用的蜡型材料有以下几种：

（1）铸造蜡：铸造蜡是一类主要用于制作各种金属铸造修复体蜡型的模型蜡，一般用于制作部分冠、全冠、固定桥等修复体和可摘局部义齿的金属支架、各种金属铸造修复体的蜡模。根据不同的修复需要，分为嵌体蜡和铸造金属支架蜡。

（2）基托蜡：基托蜡是临床常用的蜡，主要用于口内或模型上制作基托、颌堤、人工牙等。蜡模，又称红蜡片，分为冬用蜡（深红色，软化点 38～40℃）和夏用蜡（粉红色，软化点 46～49℃）两种。这种基托蜡材料质软、坚韧而不脆，加热软化后不粘手、易成型，有适当的可塑性和黏性，与石膏接触不变色，冷却后具有一定的韧性和强度，临床使用方便。

（3）黏蜡：黏蜡是一种组成成分为蜂蜡、松香、达玛树脂的蜡材料，其黏性比铸造蜡和基托蜡显著增大，临床上用于人造牙、黏附固定石膏模型、恢复折断了的石膏牙及其他材料的暂时固定，亦可用于加添托盘边缘。

（三）粘固材料

在修复科固定修复体是以粘固的方式进行固定的，所使用的粘固材料需要具备以下一些条件：粘固材料对口腔组织无刺激且具有足够的黏着力，粘固材料在凝固时不收缩，材料的机械性能较好，方便保持和操作。修复体的粘固常用两大类材料，即水门汀类和树脂水门汀类。

1. 水门汀类材料　水门汀通常是指由金属盐或其氧化物作为粉剂与水或专用液体调和后能够凝固的一类材料，在口腔临床具有广泛的应用性，本节主要介绍用于各种修复体粘固的水门汀，以下是临床上常用的几种水门汀：

（1）磷酸锌水门汀

1）成分：磷酸锌水门汀由粉剂和液剂构成（表 2-1）。

表 2-1　磷酸锌水门汀的组成

成分	作用	含量/%
粉剂		
氧化锌	基质材料	75～90
氧化镁	提高强度，减少溶解性	<10
二氧化硅	增加力学强度	<2
氧化铋	延缓固化，增加延展性	<1
液剂		
正磷酸	基质材料，与氧化物反应	45～63
氧化铝	延缓和调节固化速度	2～10
氧化锌	延缓和调节固化速度	2～10
水	调节固化速度	25～35

2）性能：当粉剂与液剂混合时，碱性的氧化物粉末表面逐渐被磷酸溶解，生产酸性的游离磷酸，此过程为放热反应。①该材料的凝固时间一般为 2～5 分钟，凝固时间还受许多因素的影响。②磷酸锌水门汀粘接强度较低，一般只用于修复体的临时粘固。③磷酸锌水门汀的酸性可能会刺激牙髓发生反应，特别是牙本质厚度很薄的时候。

3）用途：主要适用于牙体缺损的暂时性和中期充填修复，粘接嵌体、冠、桥和正畸附件等。

4）注意事项：①粉液混合时为放热反应，调拌时最好选用冷的厚玻板。②液剂应在混合开始时才滴入玻璃板上，防止在空气中水分挥发；操作时应将粉分次加入液体中进行调和，避免一次加入时产热过多而使凝固时间缩短。③因磷酸锌水门汀对牙髓有刺激性，一般用于基牙为死髓牙的修复体粘固。

（2）聚羧酸锌水门汀

1）成分：聚羧酸锌水门汀由粉剂与液剂型材料组成（表2-2）。

表2-2　聚羧酸锌水门汀的组成

成分	作用	含量/%
粉剂		
氧化锌	基质材料	90～95
氧化镁	提高强度	5～10
氧化钙	防龋坏	微量
氧化亚锡	防龋坏	微量
液剂		
聚丙烯酸	基质材料	32～42
水		余量

2）性能：粉剂和液剂调和时，碱性的氧化锌与酸性的聚丙烯酸主要发生了中和反应，形成交联的网状结构而凝固，所释放的酸性物质较少，对牙髓的刺激较轻。①凝固时间为一般为2～8分钟，同时受水粉比例、调拌时间、环境温度等因素影响。②聚羧酸锌水门汀粘接力高于磷酸锌水门汀，凝固后黏稠度较大。③聚羧酸锌水门汀凝固时产生的酸较少，对牙髓刺激性较弱，可用于活髓牙修复体的粘接。

3）用途：主要适用于桩核及冠桥的粘固，适用于基牙为活髓牙的修复体粘固。

4）注意事项：①该液体的黏稠度大且易挥发，应及时调拌；②聚羧酸锌水门汀材料凝固后黏度较大，可能升高咬合，在放置修复体粘固剂时不要超过容积的1/3。

（3）氧化锌丁香酚水门汀

1）成分：氧化锌丁香酚水门汀由粉剂和液剂两组分构成（表2-3）。

表2-3　氧化锌丁香酚水门汀的组成

成分	作用	含量/%
粉剂		
氧化锌	基质，有消毒收敛作用	69
松脂	增加黏性与韧性，减少脆性	29
硬脂酸锌	增塑剂，加速固化	1
醋酸锌	加速固化，增加强度	1
液剂		
丁香油	主要是丁香酚，与氧化锌反应	85
橄榄油	增加黏性与韧性	15

2）性能：丁香酚是一种自由基聚合阻聚剂，在复合树脂充填物下用含丁香酚的水门汀材料，将影响树脂的固化。氧化锌丁香酚水门汀凝固时间一般为3～8分钟。氧化锌丁香酚水门汀对牙髓刺激性很小，并具有安抚、抗炎、抑菌作用。

3）用途：氧化锌丁香酚水门汀适用于活髓牙的临时修复体粘固。

4）注意事项：临床使用时口腔保持湿润状态，少量的水分可以加速其凝固的速度。

该材料的粘接力强度较低，一般用于活髓牙的临时修复体粘固且后期不做树脂材料的修复体。

（4）玻璃离子水门汀

1）成分：玻璃离子水门汀是由硅酸铝玻璃粉和聚丙烯酸液体组成的新型水门汀。该类水门汀同时具备了硅酸盐玻璃粉的强度、刚性、氧释放性和聚丙烯酸液体的生物性及黏性，该水门汀由粉剂和液剂组成。

2）性能：该水门汀在粉液混合后 5 分钟左右凝固，光固化型则在光照时才凝固。该水门汀色泽与天然牙色接近，呈半透明状，是一种热和电的不良导体。该水门汀可持续地释放出氟，可起到预防龋病的作用。在其固化时和固化后因玻璃离子水门汀要溶出一定数量的游离 H^+，造成对牙髓的刺激。

3）用途：由于该类材料具有良好的粘接性、抗龋性和耐溶解性，目前已广泛用于临床。更适用于牙冠短小，固位较差的固定修复体的粘固。

4）注意事项：使用时严格按照粉液比例进行调拌，方能更好地发挥材料的性能。

2. 树脂水门汀类材料 树脂水门汀是指一类具有粘固或粘接性能的树脂基复合材料，临床上用于粘固或粘接固定修复体，其效果优于传统的无机水门汀。树脂水门汀结合特定的底涂剂和处理方法，能对釉质、牙本质、陶瓷和合金进行粘接。

1）成分：树脂水门汀的组成与化学固化复合树脂很相似，还提供配套的酸蚀剂和粘接剂等。当基质糊剂和催化糊剂混合时发生反应，产生活性自由基，引发树脂基质交联固化。混合物内的光引发剂也赋予其光固化特性，能使其快速固化。

2）性能：目前大多数树脂水门汀为双重固化模式，即化学固化（自凝）和光固化，光固化速度快，操控性好，而且光固化后树脂仍有较长时间的自凝固化。

3）用途：树脂水门汀适用于粘固各种固定修复体。

4）注意事项：使用应注意用树脂水门汀粘接修复体时，修复体表面需要预处理，并且应用配套的粘接底涂剂或粘接剂，应用自粘接树脂水门汀时，牙齿粘接面应当保持潮湿，不能用过氧化氢（双氧水）冲洗，这会影响树脂水门汀的充分固化。

（四）其他材料

1. 自凝树脂 义齿树脂主要用于制作人工牙，主要有热凝树脂材料和自凝树脂材料两大类，自凝树脂临床上称为自凝塑料或自凝塑胶，一般是指能在室温下化学固化的树脂。所谓"自凝"乃是相对加热固化而言，这里主要介绍临床应用最多的自凝树脂材料。

（1）成分：自凝树脂由粉剂和液剂两部分组成。

1）粉剂：主要由聚甲基丙烯酸甲酯和引发剂过氧化苯甲酰组成，含少量着色剂，如镉红、钛白粉。临床上将红色称为自凝牙托粉，白色称为自凝造牙粉。

2）液剂：又称自凝牙托水，主要是 MMA 单体，还含有少量促进剂（如 N,N- 二甲基对甲苯胺）、阻聚剂及紫外线吸收剂（如 UV-327）。

（2）性能：自凝树脂凝固时间快，色泽稳定性好，制作成的义齿色泽逼真，类似天然牙，具有较好的稳定性和强度，一般较少发生过敏反应，对牙髓的刺激性较小。

（3）用途：自凝树脂在临床上主要适用于制作正畸活动矫治器、腭护板、牙周夹板、个别托盘、暂时冠、桥等及义齿重衬或修补，也可用来制作简单义齿的急件。

（4）注意事项：自凝树脂在口腔内直接重衬或修补时，单体（牙托水）会使病人感到辛辣，而聚合时所放出的热甚至会灼伤黏膜。在接触自凝树脂的软组织表面最好事先涂布液状石蜡或甘油,可起到一定的保护作用。

2. 分离剂　分离剂是在口腔临床修复时,技工操作过程中经常使用的辅助材料。其主要作用是在两种相同或不同的材料之间或材料与模具间形成隔离膜,使材料与材料或材料与模具不发生粘连。临床上常用的是藻酸盐分离剂,用于制作暂时冠桥或个别托盘时分离自凝树脂和石膏。该分离剂是含 2%~3% 藻酸钠的水溶液,使用时将其涂在石膏表面,使其与钙发生反应,形成不溶于水和树脂单体的藻酸钙薄膜,这层薄膜即可在树脂与石膏之间产生分离作用。

3. 排龈线　当牙体预备时,预备体的边缘位于龈沟内时,为了取得精确的印模,需采用排龈法将游离龈推开,暂时暴露牙体颈缘线。常用的排龈方法是排龈线放入牙龈沟,以扩大牙龈沟而获得牙预备体颈缘线清晰的轮廓。如病人牙龈出血严重,可选用含肾上腺素的排龈线。对于患有高血压、糖尿病、心血管疾病、甲状腺功能亢进或对肾上腺素高度过敏的病人禁用肾上腺素棉线进行排龈。

4. 咬合纸　咬合纸是一种印色纸,用于检查咬合高点,或者将普通红色或蓝色复写纸剪成 2.5cm×4cm 小方块,在修复体试戴及修改咬合时使用。

5. 牙线　在试戴、固定修复体时,用于检查邻接关系。

6. 牙胶　用于桩核蜡型制作完成后根管口的暂时封闭。

二、常用器械

(一)橡皮碗、调拌刀

1. 用途　主要用于调拌藻酸盐印模材料及模型石膏(图 2-1)。

2. 注意事项　使用时应保持器具的清洁干燥,避免旧材料的残留影响材料性能。

(二)技工钳

1. 用途　用于制作可摘局部义齿的主要工具,技工钳种类较多,主要是根据不同的使用需求而选择,它们最大的区别在于钳子前端的形状。临床上常用的有切断钳、三头钳、长臂钳、日月钳(图 2-2)。

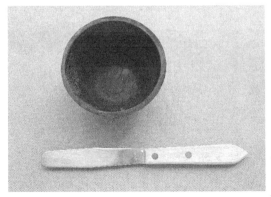

图 2-1　橡皮碗、调拌刀

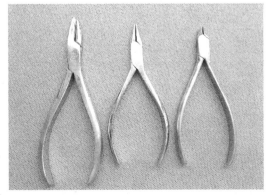

图 2-2　技工钳

2. 注意事项　按工作端的特点按需使用。

(三)去冠器

1. 用途　去冠器又称脱冠器,用于脱掉冠桥或难以取下的义齿,头部有一弯钩,有前牙和后牙之分(图 2-3)。

2. **注意事项** 去冠器前端有齿，使用去冠器时动作应轻、准、稳，避免损伤病人口腔黏膜。

（四）破冠挺

1. **用途** 一般用于破坏性地拆除一些不良修复体，根据方便操作的部位不同，也有前牙和后牙之分（图2-4）。

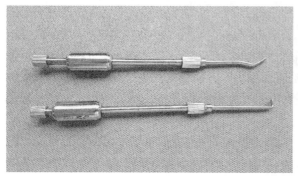

图 2-3 去冠器　　　　　　　　　　　图 2-4 破冠挺

2. **注意事项** 当破冠挺不能直接着力于不良修复体的拆除时，可配合敲打锤使用。敲击时勿使用直接暴力以免伤及邻牙。

（五）托盘

1. **用途** 是盛装印模材料、在病人口腔内采集印模的工具。分为体、柄两部分，体由基底和翼组成，柄便于操作者使用。常用的托盘有以下几种：

（1）全口无孔圆底托盘，分 1～3 号，常用 2 号和 3 号。1 号最大、2 号次之、3 号最小。用以制取无牙𬌗全口印模（图2-5）。

（2）全口有孔方底托盘，按大小顺序分为 1 号、2 号、3 号和儿童托盘。用以制取牙列完整或部分牙缺失的印模（图2-6）。

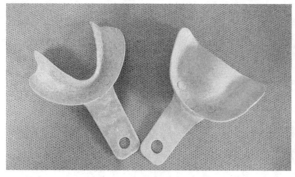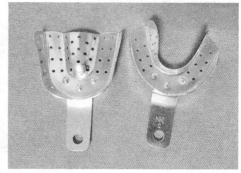

图 2-5 全口无孔圆底托盘　　　　　　图 2-6 全口有孔方底托盘

（3）局部托盘可同时采取同侧上、下颌印模。此类托盘用于单侧局部及前牙印模制取，可节约材料（图2-7）。

2. **注意事项** 根据病人口腔形状、治疗方式选择大小合适的托盘，以保证制取模型的准确性。当没有适合病人的托盘时，可根据病人情况制作个性化托盘。

（六）垂直距离尺

1. 用途　用于全口义齿确定颌位关系时，测量病人鼻底至颏下的高度，即垂直距离（图2-8）。

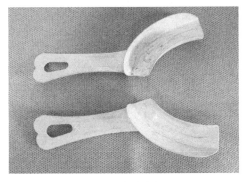

图2-7　局部托盘　　　　　　　　　　　　图2-8　垂直距离尺

2. 注意事项　在使用垂直距离尺为病人测量时，一定要使病人处于放松状态。

（七）𬌗平面规

1. 用途　又称𬌗面板，用于全口义齿𬌗堤在口内形成𬌗面的工具（图2-9）。

2. 注意事项　在使用𬌗平面规时，一定要使病人处于放松状态。

（八）雕刻刀、大蜡刀、柳叶蜡刀

1. 用途

（1）雕刻刀：用于切割蜡片及雕刻蜡型（图2-10）。

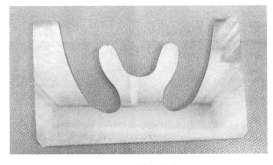
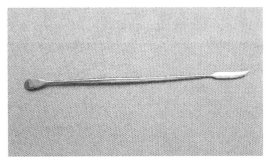

图2-9　𬌗平面规　　　　　　　　　　　　图2-10　雕刻刀

（2）大蜡刀：烤热后在𬌗位记录时，用于制作𬌗堤、排列人工牙及制作义齿蜡型（图2-11）。

（3）柳叶蜡刀：烤热后用于制作桩核及嵌体、冠桥蜡型（图2-12）。

2. 注意事项　使用后及时清洁，保持工作端无异物。

（九）简单𬌗架

1. 用途　𬌗架是一种与人骨位置及运动功能类似的机械装置，能固定上、下颌模型，并能保持上、下颌模型的高度和颌位关系，以提供人工牙的排列、雕刻及义齿其他部件的制作，确保制成的义齿符合病人的正常咬合关系（图2-13）。

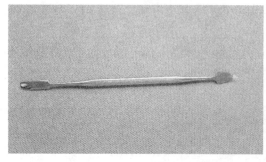

图 2-11　大蜡刀

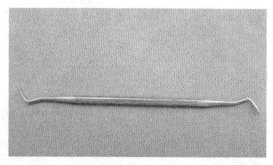

图 2-12　柳叶蜡刀

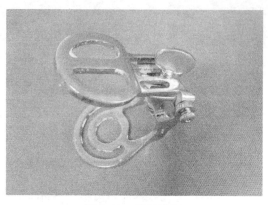

图 2-13　简单𬌗架

2. 注意事项　使用前注意检查并固定各类螺丝。

（淳　玲　姚永萍）

◀ 第二节　口腔修复科主要护理操作技术 ▶

口腔修复科主要护理操作技术包括水门汀类材料调拌术（磷酸锌水门汀调拌术、玻璃离子水门汀调拌术）、印模材料调拌术（藻酸钾粉剂印模材料调拌术、硅橡胶印模材料调拌术）、石膏模型灌注技术、暂时冠桥制作术（间接法）、𬌗位记录蜡基托制作术等。

一、水门汀类材料调拌术

磷酸锌水门汀调拌术

【技术简介】

磷酸锌水门汀由氧化锌粉剂和正磷酸液剂组成。磷酸锌水门汀调拌术是指用正确的方法和流程将粉剂与液剂充分混合、研磨后形成治疗所需性状的操作技术。

【操作目的】

调拌形成治疗所需性状的材料。

【适用范围】

基牙为死髓牙的修复体粘接、带环粘接、托槽粘接。

【操作步骤】

1. 操作前准备

（1）环境准备：环境整洁、安全、舒适、明亮。

（2）护士准备：护士着装规范，洗手。

（3）用物准备：金属调拌刀、玻璃板、磷酸锌水门汀（粉、液）、清水、纱团。

（4）病人准备：评估病情、了解治疗牙位、用途及材料需要量。

2．查对材料是否潮解，材料、用物是否在有效时间内。

3．根据需要量分别取出粉末和液体置于玻板上。粉末置于玻板上端，液体置于下端，二者之间相距3～4cm。

4．左手固定玻璃板，右手以抓持法握住调拌刀，将粉末分成4～6份。

5．用调拌刀将粉剂逐份加入液体内，并顺着一个方向旋转推开调和。

6．当一份粉末与液体充分调匀后再加入第二份，直至调和成丝状。调和时速度宜快，应在1分钟左右完成。

7．用调拌刀将材料放置于粘接体内传递给医生使用。

8．用清水洗净调拌用具，整理用物，消毒备用。

【注意事项】

1．粉、液按产品说明书要求进行取量。

2．粉液混合后发生氧化反应，为避免反应产热对材料性状的影响，调拌时要充分旋转摊开。

3．调拌器具应保持清洁、干燥，材料取用后应加盖密封存放以免材料潮解。

玻璃离子水门汀调拌术

【技术简介】

玻璃离子水门汀调拌术是指用正确的方法和流程将粉剂与液剂充分混合、研磨后形成治疗所需性状的操作技术。

【操作目的】

用于窝洞的充填、垫底，粘接修复体材料。

【适用范围】

适用于牙冠短小、固位较差的固定修复体的粘固。

【操作步骤】

1．操作前准备

（1）环境准备：环境整洁、明亮、安全。

（2）护士准备：护士衣帽整洁，洗手。

（3）用物准备：塑料调拌刀、调拌纸、玻璃离子水门汀（粉、液）、75%乙醇、纱团。

（4）病人准备：评估病情、了解治疗牙位、用途及材料需要量。

2．查对材料是否潮解，是否在有效时间内。

3．将调拌纸、调拌刀平放于治疗巾上，调拌刀平放于调拌纸的右侧。用配套的塑料小匙取适量的粉剂置于调拌纸的一端，按比例滴适量的液体于调拌纸的另一端。盖好粉、液瓶盖。

4．左手固定调拌纸，右手持调拌刀将粉剂分成三份。

5．将粉剂逐次加入液体中，用旋转推开法将粉液充分调拌成面团状。

6．每次将粉末加入液体时一定要混合均匀后再加入另一份粉末，调拌过程约为30秒，调拌后3～5分钟即可固化。

7．用75%乙醇棉球擦拭消毒玻璃板和调拌刀，整理用物，消毒备用。

【注意事项】

1．取材料前评估牙冠的大小，按需取材，避免浪费。

2．为避免调拌用具对材料性能的影响，应使用塑料调拌刀和调拌纸进行调拌。

3．注意材料调拌时间，时间过长或过短均影响材料的质量与性能。

二、印模材料调拌术

藻酸钾（粉剂）印模材料调拌术

【技术简介】

藻酸钾（粉剂）印模材料调拌术是指将藻酸钾粉剂与清水按一定比例混合后调拌成一种不可逆的、水溶胶样印模材料的操作技术。

【操作目的】

用于制取印模。

【适用范围】

适用于需要记录口腔各部分组织形态的操作。

【操作步骤】

1．操作前准备

（1）环境准备：环境整洁、安全、舒适、明亮。

（2）护士准备：护士着装规范，洗手。

（3）用物准备：藻酸钾（粉剂）、清水、托盘、橡皮碗、调拌刀、纸巾。

（4）病人准备：全身情况良好，适宜取模。

（5）评估病人牙号，选择托盘大小，协助医师试托盘，教会病人取模时配合的方法。

2．查对材料是否潮解，是否在有效时间内。

3．按产品说明书要求先取适量的粉于橡皮碗内，然后再加入适量的水。

4．一手将橡皮碗握在掌心，一手握住调拌刀，将材料与水轻轻混均匀，混合时不要将材料溅出橡皮碗，以免干扰后续操作。

5．待材料充分混合均匀后，左手将橡皮碗向下倾斜45°，右手将调拌刀的刀面与橡皮碗碗壁接触，由慢到快迅速调拌。

6．调拌中，左手大拇指沿顺时针方向推动橡皮碗，使橡皮碗在掌心旋转，右手同时沿顺时针旋转手腕、交替使用调拌刀的刀面和刀刃，一边调拌材料，一边收刮材料。

7．材料调拌均匀后，用调拌刀在橡皮碗内反复对材料进行挤压、排气。

8．上托盘，制取印模。

（1）上上颌托盘时，先将材料在碗壁收成团状，用调拌刀将形成的材料从托盘最高处由腭顶中央盛入，然后左右推入，盛入上颌托盘。

（2）同法调拌下颌所需材料。材料调拌好后，先用调拌刀将材料在橡皮碗碗壁挤压形成条状，然后将条状材料由托盘远中端向近中端旋转盛入下颌托盘。

（3）待材料凝固后，协助医师将托盘从病人口内取出。

9．取模完成，调节椅位，协助病人清洁面部。

10．护士用流动水冲洗印模，冲洗掉印模表面的污渍和微生物。

11．用密闭容器将印模送至模型室进行模型灌注。

12. 整理用物,消毒备用。

【注意事项】

1. 水、粉按产品说明书要求进行取量。

2. 材料调拌时的适宜温度为 22～25℃,可以用水温控制材料的最佳凝固时间。

3. 调拌器具应保持清洁、干燥,材料取用后应加盖密封存放以免材料潮解。

4. 制取完成的印模应及时进行模型的灌注,防止印模中的水分丢失引起体积变化从而影响石膏模型的精确度。

硅橡胶(手混型)印模材料调拌术

【技术简介】

硅橡胶(手混型)印模材料的重体由油泥状的基质和催化剂组成。本项操作主要指将重体的基质和催化剂按照一定的规范调拌成印模制取所需性状的材料的操作技术。

【操作目的】

用于精细制取印模。

【适用范围】

适用于需要记录口腔各部分组织形态的操作。

【操作步骤】

1. 操作前准备

(1)环境准备:环境整洁、安全、舒适、明亮。

(2)护士准备:护士着装规范,洗手。

(3)用物准备:硅橡胶印模材料、量勺、调拌刀、调拌纸、计时器、刚性托盘。

(4)病人准备:评估病人牙弓,选择托盘大小,协助医师试托盘,教会病人取模时配合的方法。

2. 查对材料及用物的有效时间,按产品说明书设定计时器时间。

3. 用量勺分别取出基质和催化剂,用调拌刀切除多余材料,按 1∶1 的比例置于调拌纸上。

4. 清洁量勺,盖上盖子。

5. 用双手指腹将基质和催化剂进行混合揉捏,直至材料混合均匀,无花斑纹。

6. 将混合好的材料放入托盘,用手指轻压出牙列形状并压出 3cm 浅凹,工作区需压出 6cm 浅凹,递与医师放入病人口内取模,启动计时器。

7. 待材料凝固并从病人口内取出后,用流动水冲洗。

8. 将印模静置 30 分钟后再进行模型灌注。

9. 整理用物,消毒备用。

【注意事项】

1. 为避免油污和硫化物对硅橡胶印模材料聚合的影响,护士需用清洁的裸手或戴厂家提供的手套来揉捏材料。

2. 护士用指腹揉捏材料,避免使用指尖或掌心,使材料在混合时均匀、不受热。

三、石膏模型灌注术

【技术简介】

石膏模型灌注术是指将石膏和水按一定比例调和均匀后,按照一定的规范注入印模中,将印模灌注成石膏模型的操作技术。

【操作目的】

将印模灌注成石膏模型,用于记录口腔各部分组织形态及关系。

【适用范围】

用于固定义齿、可摘局部义齿、全口义齿的工作模型,亦可用于研究模型的记存模型。

【操作步骤】

1. 操作前准备

(1) 环境准备:环境整洁、安全。

(2) 护士准备:着装规范,洗手。

(3) 用物准备:纸巾、石膏、清水、口杯、量杯、玻板、棉签、调拌碗、调拌刀、小刀。

2. 模型检查与修整

(1) 检查印模与托盘是否有分离现象,是否结合紧密。

(2) 修整印模,切除过长的边缘。

(3) 用流动水冲洗干净印模表面。

(4) 用棉签擦干印模上多余水分。

3. 模型灌注

(1) 先取 60ml 水于橡皮碗内,再加入适量石膏,使水面刚刚没过石膏面。

(2) 静置片刻,利用石膏的重力使石膏与水自然混合、没有游离水。

(3) 护士一手握住橡皮碗,一手用调拌刀将石膏与水调拌均匀成糊状。

(4) 双手握住橡皮碗,将橡皮碗在桌上轻轻振动,逐出碗内石膏中的空气泡。

(5) 灌注上颌模型时,先用调拌刀取出少许石膏,放于印模上颌腭顶处。

(6) 灌注下颌模型时,先用调拌刀取出少许石膏,放于印模上舌侧。

(7) 一手轻轻振动托盘柄使石膏充盈印模的牙冠部分,然后继续用调拌刀添加石膏,直到盛满整个印模为止。

(8) 用调拌刀将橡皮碗内剩余石膏倒于玻璃板上。

(9) 将印模翻转于其上,轻轻调整印模托盘使印模颌面与玻璃板平行。

(10) 同法灌注下颌模型。灌注下颌模型时,用调拌刀切除舌侧多余石膏,露出托盘边缘。

(11) 模型底部要求有一定的厚度,上颌为 4.0～4.5cm,下颌为 3.5～4.0cm。

(12) 为了保持原来的印模边缘,使模型上具有黏膜转折处的形态,可用调拌刀将石膏盖过印模周围边缘约 3mm,然后除去多余石膏。

(13) 模型灌注后静置 30 分钟,待石膏凝固变硬后,将模型从玻璃板上取下,用小刀除去托盘周围多余的石膏和印模材料。

(14) 左手握着托盘,右手顺着石膏牙长轴方向,轻轻将印模松动后取下并分离出模型。

(15) 若基牙为孤立牙或扭转牙,为避免灌注的石膏牙折断,可以先在该牙印模上插入牙签或大头针以增加该牙的强度。

4. 整理用物,消毒备用。

【注意事项】

1. 模型灌注前应仔细观察印模与托盘是否有分离现象。

2. 模型灌注前需用流动水冲洗印模表面且擦干。

3．调拌时先取水，后加入石膏并静置 10 秒左右后再进行调拌，顺一个方向均匀调拌，调拌速度不宜过快，防止调拌过程中带入过多的空气，形成气泡。

4．将调拌好的石膏轻轻振荡一下，排出材料中的气泡后再进行模型灌注。

5．清水、石膏粉取量应准确，以保证石膏的稀稠度适宜。不要在操作中随意添加水或石膏，以免导致凝固时间不同步，石膏强度降低。

6．藻酸盐印模要及时灌注，橡胶印模要静置 30 分钟后再进行灌注。

7．模型灌注完成修整后要及时做好标记，防止遗失或混淆。

四、暂时冠桥（间接法）制作术

【技术简介】

自凝树脂暂时冠桥（间接法）的制作是指固定修复牙体预备完成后，先取模、灌模，然后再用自凝树脂在石膏模型上制作暂时冠桥的技术。暂时冠桥是在牙体预备后至最终修复体完成前，病人不能自由取戴的暂时性修复体。

【操作目的】

1．暂时恢复病人前牙美观或后牙部分咀嚼功能。

2．保护活髓牙不受冷热刺激。

【适用范围】

在固定修复牙体预备后暂时恢复病人牙的功能和美观，保护被切磨的基牙，维持预备后的间隙。

【操作步骤】

1．操作前准备

（1）环境准备：环境整洁、安全、通风良好。

（2）护士准备：着装规范，洗手。

（3）用物准备：自凝牙托粉、自凝牙托水、分离剂、调拌杯、牙面、纸巾、石膏模型、棉签、雕刻刀、调拌刀。

2．模型准备

（1）修整模型，刮除模型上的石膏小瘤。

（2）用棉签将分离剂均匀涂布于需要制作暂时冠桥的区域。

（3）制作前牙暂时冠桥时，根据基牙及缺失牙的大小、形态、位置调磨牙面，牙面颈缘与模型贴合。

3．自凝树脂材料调拌

（1）根据制作暂时冠桥的牙单位数量取适量造牙粉及牙托水于调拌杯内。

（2）用调拌刀将粉液混合均匀后加盖静置。

（3）在牙面的组织面涂布少量牙托水使之溶胀，便于制作时牙面与树脂结合、不易脱落。

4．制作暂时冠桥

（1）待静置片刻的材料至丝状期呈拉丝状后即可开始暂时冠的制作。

（2）制作前牙暂时冠桥，取适量材料于模型基牙及桥体上。材料堆放完成后将牙面按所需位置进行排列。修整外形，切除基牙及桥体处多余的材料。

（3）制作后牙暂时冠桥，可直接将材料置于模型上，根据𬌗曲线及邻牙高度确定颌龈高度,然后修整外形,再切除基牙及桥体处多余的材料。

(4)待自凝树脂凝固后,将暂时冠桥从模型上取下,磨去多余部分后交与医生试戴。

5. 整理用物,消毒备用。

【注意事项】

1. 牙托水属于易燃、刺激性、挥发性材料,需远离火源、加盖、密闭保存。使用时需戴口罩,在通风环境中进行。

2. 酚类物质会影响自凝树脂的聚合,因此在操作中要注意调拌自凝树脂的用具不要被丁香油等材料污染。

3. 自凝树脂聚合过程中伴随有反应热的产生,聚合中可操作的时间仅有3～5分钟。因此操作前用物需准备齐备,操作手法应熟练、迅速。

4. 环境温度对自凝树脂聚合影响较大。环境温度越高,自凝树脂聚合过程中反应热越大,固化也越快。因此,操作时室温控制在22℃左右,室温较低时,可以先将调拌器具加热后再进行操作。

五、颌位记录蜡基托制作术

【技术简介】

颌位记录蜡基托的制作技术是指用红蜡片在石膏模型上制作用以确定并记录病人咬合关系的基托的一项操作技术。

【操作目的】

确定并记录病人的咬合关系。

【适用范围】

适用于牙列缺失、牙列缺损需确定咬合关系者。

【操作步骤】

1. 操作前准备

(1)环境准备:环境整洁、安全。

(2)护士准备:着装规范,洗手。

(3)用物准备:基托蜡片(红蜡片)、蜡筒、酒精灯、打火机、清水罐、切断钳、长鼻钳、增力丝(0.7或0.8不锈钢丝)、治疗巾、石膏模型、红蓝铅笔、蜡刀、雕刻刀。

2. 模型检查和修整

(1)刮除模型上的石膏小瘤。

(2)用红蓝铅笔画出基托伸展范围。

(3)将模型浸湿后取出,置于治疗台上。

3. 制作蜡基托

(1)根据牙弓形态,弯制增力丝。

(2)根据颌弓的大小,取大小适宜的红蜡片。

(3)制作下颌的蜡片,在其中间1/2处切断,利于制作基托时蜡片做马蹄形展开。

(4)点燃酒精灯,烤软蜡片。

(5)将蜡片覆盖在模型上。上颌从模型的腭中心开始推压,使蜡基托与模型表面紧密贴合。

(6)下颌从模型上切口处展开蜡片,同时从舌侧开始向牙槽嵴及唇颊侧方向推压,使蜡基托与模型表面紧密贴合。

（7）加热雕刻刀切除多余蜡片。切除唇系带处的蜡片，露出唇系带。

4. 放置增力丝

（1）烤热增力丝，将其放入基托内。

（2）上颌放于腭侧及基托后缘横行处。

（3）下颌放于舌侧基托内。

5. 修整蜡基托边缘　取下蜡基托，用热蜡刀修整基托边缘。

6. 整理用物，消毒备用。

【注意事项】

1. 制作前需将模型浸湿，避免制作时蜡片与石膏粘连。

2. 护士将烤软后的蜡片放于模型上时，注意用双手同时左右均匀推压蜡片，使蜡片既与模型贴合又防止制作好的蜡基托左右翘动。

3. 增力丝分别放置于上颌腭侧及下颌舌侧内，避免放置于牙槽嵴顶部影响咬合关系的确定。

4. 掌握基托伸展范围

（1）上颌基托制作时，基托伸展覆盖至颤动线位置，后缘应止于硬软腭交界处的软腭上。

（2）制作上颌基托时，蜡片需包绕上颌结节的颊侧、颊间隙处。

（3）下颌基托的唇颊边缘应伸到唇颊沟内，基托后缘应盖过磨牙后垫的1/2或全部。

（4）上颌基托制作后，切除唇系带处的蜡片，露出唇系带。

（张宗骊　王劲游）

◀ 第三节　口腔修复病人的护理概论 ▶

一、护理评估

1. 健康史　了解病人的健康状况，有无慢性疾病或传染性疾病，有无药物过敏史或材料过敏史。

2. 口腔情况　了解病人牙缺失、缺损的原因，缺失的数目、部位，是否进行过义齿修复。如有旧义齿者询问义齿使用情况。经牙体牙髓治疗的病人，了解治疗情况。

3. 辅助检查　通过X线片检查，了解病人患牙治疗情况或当前情况。

4. 心理及社会状况　评估病人对修复体的认知情况及对修复体的期望程度；了解病人的个性特征及对修复治疗的应对心理，对修复治疗必要的牙体预备有无足够的思想准备；病人的经济承受力及文化背景。

二、常见护理诊断/护理问题

1. 恐惧　与惧怕磨牙有关。

2. 口腔组织完整性受损　与牙列缺损、缺失有关。

3. 社交障碍　与牙列缺损、缺失所致美观功能障碍有关。

4. 知识缺乏　与缺乏修复治疗的相关知识有关。

三、护理措施

1. 开诊前的准备

（1）诊室内空气流通，整齐、清洁。

（2）设备运转正常，物品准备充足。

（3）了解当日医师初诊情况、病人预约情况及修复体出件情况。

（4）开诊前着装整齐，做好标准防护。

2. 接诊工作

（1）对初次就诊的病人应进行诊前评估，了解病人的主诉及口腔组织缺失、缺损情况，修复前的准备是否完成。对年老体弱及残疾病人应优先安排。

（2）接诊护士应精神饱满、主动热情、耐心接受病人的询问，并认真解答，避免急躁和厌烦情绪。

3. 护理操作

（1）病人就座后，调节椅位及光源，围上胸巾，备好检查盘及修复所需器械及用物。

（2）医师进行牙体预备时，协助牵拉口角，用吸引器吸去唾液及冷却液。

（3）牙体预备完成，协助选择托盘，调拌印模材料制取印模。

（4）固定修复体试戴完成后，备消毒用物，遵医嘱调拌粘固材料，配合粘固。

（5）在修复治疗过程中，护士应根据治疗需要，及时增减器械及传递所需用物，主动进行椅旁配合。

4. 消毒管理

（1）严格执行消毒隔离制度：病人诊治完成后，牙用灯开关、移动手柄及牙椅应使用消毒剂喷洒或擦拭；病人用后的器械及用物严格按要求进行分类处理。

（2）做好个人防护：护士必须严格加强自我防护，在诊治病人时戴好口罩、帽子、手套及防护镜，每诊治完一个病人后应洗手。

（3）规范使用和处置器械，防止交叉感染：口腔修复治疗使用的各种器械均按规范使用，使用后按器械的消毒灭菌规范进行分类处置，防止交叉感染。

5. 诊室管理

（1）环境管理：诊室内应通风良好，空气新鲜。候诊室可备报刊、电视等。有学者提出，牙科治疗时，让病人听听音乐，看看录像，可起到镇静、镇痛的效果。诊室内应尽量避免注射器、手术器械外露，防止对病人的不良刺激。

（2）设备管理：口腔设备结构精密，器械种类繁多，价格昂贵，护士应了解常用设备的性能和使用方法，做好设备的保养和维护工作，保证医疗工作的顺序进行。

（3）安全管理：口腔设备需要较大容量的电源和水，修复治疗过程中需使用燃烧乙醇。因此护士应做好安全管理工作，易燃物质应放置在远离火源及电源的地方，下班前要关好门窗、水龙头及断开电闸等。

四、健康指导

1. 向病人宣传牙列缺损、缺失后及时修复的重要性。

2. 向病人介绍修复体的种类、常用材料及修复方法。

3. 让病人了解修复体戴用后的注意事项。

4. 教会病人义齿的使用及自我维护方法。

◀ 第四节　牙体缺损病人护理 ▶

案例导入

　　病人,女,27岁。左侧下后牙树脂充填后脱落,要求重新治疗。检查发现病人全口牙位置正常,牙龈无炎症。左侧下颌第一磨牙远中拾面缺损,无叩痛,冷热刺激略敏感,牙髓活力正常。辅助检查:X线示龋坏近髓,根尖无暗影。

　　请思考:

　　1. 该病人主要临床表现是什么?

　　2. 该病人应该如何防止修复体脱落?

　　牙体缺损是指各种牙体硬组织不同程度的质地和生理解剖形态的损坏或异常。用于牙体缺损修复治疗的修复体有嵌体、部分冠、全冠。治疗完成的修复体粘固于患牙上,病人不能自行取戴。

一、病因与发病机制

1. **龋病**　表现为牙体硬组织变色、脱钙软化和龋洞形成。

2. **牙外伤**　意外撞击或撕咬硬食等切角、牙尖破坏或牙折、牙裂。

3. **磨损**　牙在使用过程中的生理性磨损或病理性磨损可造成牙本质过敏、牙髓炎、根尖周炎等。

4. **楔状缺损**　由于横行刷牙或者酸的作用,造成牙颈部唇面或颊面楔形凹陷缺损。常伴有牙本质过敏、牙龈萎缩,严重者可出现牙髓症状甚至牙折。

5. **酸蚀症**　牙长期受到酸雾作用脱钙而造成的牙外形损坏,表现为前牙区唇面切缘呈刀削状的光滑面。常伴有牙本质过敏,牙冠褐色斑。

二、护理评估

1. **健康史**　询问患牙的缺损原因,了解病人的健康状况,有无慢性病史及药物过敏史。

2. **身体状况**　了解缺损部位,经过何种治疗,是否有牙体牙髓、牙周症状,是否有发音不清、偏侧咀嚼等。

3. **辅助检查**　X线检查,了解病人牙周、根尖周以及根管治疗情况。

4. **心理 - 社会状况**　评估病人对牙体预备有无足够的思想准备,是否存在担忧、紧张心理;评估病人对修复体功能及美观的期望程度。

三、治疗要点

　　通过制作嵌体、部分冠、全冠等方式恢复缺损牙体的形态、功能。牙体缺损修复治疗的主要流程为:修复设计、牙体预备、印模制取、模型灌注、修复制作、修复体戴入。

四、常见护理诊断／护理问题

1. 牙体组织完整性受损　与龋坏、外伤有关。

2. 社交障碍　与前牙缺损有关。

五、护理措施

（一）术前指导

根据护理评估，做好心理护理，缓解病人担忧、紧张情绪。

1. 治疗前，了解病人对修复体的要求及期望值，将治疗流程、治疗效果逐一告知。

2. 对惧怕磨牙的病人，告知其会在无痛状态下才会进行基牙的切磨，以消除病人恐惧、紧张心理。

（二）牙体预备病人的护理

牙体预备是修复治疗的首要步骤，是指用牙科器械对基牙或邻牙进行外形修整以达到满足修复体制作要求的操作。

1. 用物准备

（1）常规用物：检查盘、口杯、纸巾。

（2）牙体预备用物：牙用手机、各型金钢砂钻针、砂石针。

（3）制取印模用物：托盘、印模材料、调拌用具。

（4）蜡颌记录用物：红蜡片、雕刻刀、酒精灯。

（5）其他用物：排龈线、局麻注射器、75% 乙醇、碘伏、棉签、纱团等。

2. 安排病人上椅位，调节椅位及光源。若活髓牙需作局部麻醉时，确定病人无过敏史后抽取麻醉药，供医生使用。

3. 医生进行牙体组织切割时，及时吸出唾液及冷却液，按需调节灯光，为医生提供清晰的操作视野。

4. 牙体预备完成后，根据需要选择合适的托盘，调拌印模材料制取印模。

5. 若病人咬合高度不易确定需进行咬𬌗记录时，点燃酒精灯，备蜡片或蜡条供医生在病人口内进行蜡𬌗记录。

6. 预约病人复诊时间。清理用物，消毒备用。

（三）修复体戴入的护理

1. 用物准备

（1）常规用物与牙体预备同。

（2）试戴用物：牙用手机、咬合纸、牙线、去冠器、各类砂石针及金钢砂钻针。

（3）粘固用物：粘固剂及调拌用具。

2. 常规安排病人，检查盘内备好的用物及核对无误的修复体。医生试戴时，根据需要及时传递所需用物。修复体试戴就位，调改合适、病人满意后，准备粘固。

3. 调拌粘固剂，将调拌完成的粘固材料取适量盛入修复体后迅速递与医生戴入病人口内，就位后医生用手指加压或在𬌗面上垫一纱团让病人咬紧。待粘固剂凝固后，协助医生去除溢出的多余粘固剂。

4. 清理用物，消毒备用。

六、健康指导

1. 告知病人前牙修复后不可用修复体撕咬食物；后牙修复后不可用修复体咀嚼过硬食物，以免修复体损坏或意外脱落。

2. 修复体戴入后如有不适，立即到医院复诊，并遵医嘱定期复查。

3. 指导病人采用正确的刷牙方法，保持良好的口腔卫生。

◀ 第五节　牙列缺损病人护理 ▶

案例导入

病人，男，37岁。右侧下颌后牙拔除后5个月，要求镶牙，未诉有全身疾病。检查：右侧下颌第一磨牙缺失，牙槽嵴丰满，愈合良好。邻牙无松动、缺损，牙龈状态良好。辅助检查：X线显示右侧下颌第二磨牙及第二前磨牙牙周情况良好，根尖无暗影。

请思考：

1. 该病人有几种修复方案？

2. 对行固定义齿修复的病人应如何进行健康指导？

牙列缺损是指在上、下颌牙列内的不同部位有不同数目的牙齿缺失，牙列内同时有不同数目的天然牙存在。牙列缺损后破坏了咀嚼器官的完整性，如未及时修复，可造成缺隙的邻牙倾斜移位，影响口腔功能，应制作义齿以修复牙列缺损。

一、病因与发病机制

1. 龋病　龋病若未进行及时治疗，可导致牙体组织不断破坏，形成残根、残冠、根尖脓肿。患牙松动或无法治疗而脱落或被拔除，从而造成牙列缺损。

2. 牙周病　牙周疾病会导致牙周组织逐渐破坏，牙齿松动、脱落或被拔除，形成牙列缺损。

3. 外伤　外力、撞击、病理性磨耗可导致牙受伤、折断或脱落，造成牙列缺损。

4. 颌骨疾病　颌骨骨髓炎，上、下颌骨的各种肿瘤等可导致牙列缺损。

5. 发育障碍　内分泌障碍、疾病、遗传、营养不良等可造成牙萌出不全、发育畸形、冠小根短、过早脱落而形成牙列缺损。

二、护理评估

1. 健康史　询问病人的健康状况，有无急、慢性疾病及传染病史，有无药物过敏史。

2. 身体状况　病人后牙缺失造成咀嚼功能减退，前牙缺失表现为发音不清，唇部内陷，影响病人面容。

3. 辅助检查　X线检查，了解邻牙的健康情况。制作模型检查，了解病人咬合情况。

4. 社会-心理状况　评估病人对义齿的认知情况及期望程度。了解病人对磨除牙体组织有无足够的思想准备，是否存在紧张、恐惧心理。了解病人的经济承受能力。

三、治疗要点

牙列缺损病人可行固定义齿修复和可摘局部义齿修复。行可摘局部义齿修复治疗的主要步骤为：牙体预备、印模制取、确定咬合关系（咬合关系不易确定者）、试戴蜡牙（前牙缺失者）、义齿戴入。

四、常见护理诊断 / 护理问题

1. **焦虑** 与病人缺乏相关知识有关。
2. **牙体组织完整性受损** 与龋坏、外伤有关。
3. **社交障碍** 与前牙缺损有关。

五、护理措施

固定义齿修复病人的护理措施基本同牙体缺损病人的护理。本节介绍可摘局部义齿修复病人的护理。

（一）术前指导

告知病人修复体类型及其各自的优缺点、修复原理、固位方法，做好病人心理疏导，主动配合治疗。

（二）牙体预备病人的护理

1. 用物准备

（1）常规用物：检查盘，口杯、手套、纸巾。

（2）牙体预备用物：牙用手机、各型金钢砂钻、砂石针。

（3）制取印模用物：托盘、印模材料、调拌用具。

2. 安排病人上椅位，调节椅位及光源。

3. 医生进行牙体组织切割时，及时吸出唾液及冷却液，调节光源，为医生提供清晰的操作视野。

4. 牙体预备完成后，根据需要选择合适的托盘，调拌印模材料制取印模。

5. 预约病人复诊时间。清理用物，消毒备用。

（三）确定咬合关系病人的护理

后牙游离缺失的病人，其咬合关系在石膏模型上不能确定，需要用蜡堤进行记录，辅助义齿的准确制作。

1. 用物准备 除初诊用物外，另备蜡刀、雕刻刀、蜡刀架、蜡盘、酒精灯、红蜡片、面镜、各类磨头、咬合纸、脱色笔，技工钳一套。

2. 查对病人姓名、缺失部位是否与模型相同后，将石膏模型充分浸湿，按需要制作蜡基底。

3. 医生在口内确定咬合关系后，将蜡堤连同设计卡送制作中心上颌架。

4. 预约病人复诊时间，消毒用物，整理备用。

（四）试戴蜡牙病人的护理

前牙缺失的病人，对义齿的美观要求较高。在义齿制作前可在石膏模型上排列人工牙模拟义齿效果，然后根据病人试戴后的要求进行相应的调改，使据此制作的义齿符合病人的要求。

1. 用物准备除初诊用物外，另备蜡刀、雕刻刀、酒精灯、红蜡片、面镜。

2. 常规安排病人，将已排好牙的模型放于治疗台上。

3. 若个别蜡牙需调整，及时点燃酒精灯加热蜡刀备用。待病人通过面镜观看满意后，将蜡牙连同设计卡送制作中心。

4. 预约病人复诊时间,消毒用物,整理备用。

(五)义齿戴入病人的护理

1. 用物准备 除初诊用物外,另备牙用手机、面镜、各类磨头、咬合纸、技工钳。

2. 常规安排病人,将核对无误的义齿放入检查盘中。

3. 医生进行义齿戴入时,按需要及时传递所需用物,更换磨头。戴牙完成后,协助医生抛光、冲洗和消毒义齿。

4. 对病人进行相应的健康指导。整理用物,消毒后备用。

六、健康指导

1. 教会病人正确取戴义齿。告知病人义齿戴入时应用手压就位,以免义齿损坏。

2. 告知病人初戴义齿时,可能出现恶心、语言不清等现象,应坚持使用、逐步适应。

3. 告知病人戴义齿后出现疼痛,应及时就诊。就诊前应将义齿戴入口中2~3小时,以便医生准确找出压痛点并修改。

4. 告知病人进食后需取下义齿清洗;睡觉前应取下义齿,放入冷水中浸泡,以使受压的黏膜组织得到休息,也可防止义齿误入消化道。

5. 告知病人义齿如发生折断或损坏,应及时到医院修补。义齿戴用半年到一年,需复诊一次。

◀ 第六节　牙列缺失病人护理 ▶

案例导入

病人,女,75岁。无牙颌来院就诊。自述有镶牙史。否认"高血压、糖尿病、心脏病"等疾病史,否认传染病,否认药物、金属材料等过敏。检查:下颌牙槽嵴低平,口腔黏膜薄,舌体增大,下颌习惯性前伸。

请思考:

1. 全口义齿的固位特点是什么?

2. 该病人心理状况如何评估?

牙列缺失是指整个牙弓上、下不存留任何天然牙或牙根,又称无牙颌。为牙列缺失病人制作的义齿称全口义齿。

一、病因与发病机制

1. 龋病、牙周疾病 龋病、牙周疾患严重到一定程度,牙齿自行脱落或被拔除造成牙列缺失。

2. 生理退行性改变 老年人生理退行性改变导致牙齿脱落形成牙列缺失。

二、护理评估

1. 健康史 询问病人的健康状况,有无心血管疾病、糖尿病等,有无义齿修复的经历。

2. 身体状况 病人咀嚼功能几乎丧失，发音不清，鼻唇沟加深、口角下陷、面部明显衰老。

3. 辅助检查 X线检查是否有残根残留；口腔情况检查牙槽骨丰满程度。

4. 社会 - 心理状况 评估牙列缺失后对病人心理的影响程度。了解病人对全口义齿的认知情况及期望程度、文化背景、经济承受能力。

三、治疗要点

制作全口义齿恢复病人发音、面容及部分咀嚼功能。全口义齿由基托和人工牙两部分组成，是黏膜支持式义齿，靠义齿基托与上、下颌黏膜贴合产生大气压和吸附力固定于牙槽嵴上，用以恢复病人面部形态和功能。行全口义齿修复治疗的步骤主要是：印模制取、确定咬合关系进行颌位关系记录、试戴全口蜡牙、全口义齿戴入。

四、常见护理诊断 / 护理问题

1. 组织完整性受损 与牙列缺失有关。

2. 社交障碍 与面容改变、发音不清有关。

3. 知识缺乏 与病人对全口义齿的相关知识缺乏了解有关。

五、护理措施

（一）术前指导

1. 耐心向病人介绍全口义齿的特点、固位原理，讲明其与天然牙的区别。

2. 告知病人，全口义齿不可能与天然牙完全一样，需要病人的主动配合及有意识的努力，坚持佩戴，才能使全口义齿修复获得成功。

（二）制取印模病人的护理

为了制作的义齿具有良好的固位效果，通常会采用制取二次印模的方法，以获得病人清晰、准确的牙槽嵴的印迹。

1. 用物准备

（1）除常规用物外，另备酒精灯、大蜡刀、红蜡片、雕刻刀。

（2）取印模用物：印模材料、调拌器具、无牙𬌗托盘。

2. 护士应将牙椅调至老年人易于就座的位置后引导病人上椅位，对行动不便者应给予积极协助。

3. 根据病人颌弓大小、牙槽嵴宽度选择合适的托盘。

4. 取初印模取模前，向病人说明注意事项，告知病人不要紧张，尽量放松唇颊部。调拌印模材料，配合医生取初印模。

5. 制作个别托盘

（1）用修改初印模的方法制作个别托盘。

（2）用自凝塑料制作个别托盘。

6. 调拌衬层材料、取终印模并将取下的终印模经消毒处理后进行模型灌注。

7. 预约病人复诊时间，常规清理用物，消毒备用。

8. 模型灌注完成后，制作蜡基托。如牙槽嵴低平者，按医嘱制作恒基托。

（三）颌位关系记录病人的护理

牙列缺失的病人，其咬合关系丧失，需要用蜡堤在石膏模型上进行记录，使义齿的咬合关系恢复准确。

1. 用物准备

（1）除常规用物外，准备制作𬌗堤所需的红蜡片、酒精灯、蜡刀架、大蜡刀、雕刻刀。

（2）确定颌位关系用物：𬌗平面规、垂直测量尺。

（3）上𬌗架用物：𬌗架、橡皮碗、石膏调拌刀。

（4）人工牙型号样品及完成的蜡基托和模型。

2. 引导病人上椅位，向病人说明本次治疗的目的、方法。调节椅位及头位，使病人视线与地面平行。

3. 取下蜡基托，模型用水浸泡，以免制作𬌗堤时软化的基托蜡黏附于模型上难以取下。

4. 点燃酒精灯，燃热蜡刀，供医生制作𬌗堤使用。

5. 协助医生制作形成上、下𬌗堤，完成颌位记录。

6. 待医生将𬌗托从口内取出后，嘱病人漱口，根据病人面形及牙弓大小，协助病人选择、确认人工牙。

7. 预约病人试戴全口义齿时间，整理用物，消毒备用。

（四）试戴全口蜡牙病人的护理

在义齿制作前可在石膏模型上排列人工牙模拟义齿效果，然后将蜡牙戴入病人口内，检查蜡牙咬合关系是否正确，是否符合病人的美观要求，并作出相应调改，使据此制作的全口义齿符合美观和功能要求。

1. 用物准备 除检查盘、口杯及蜡𬌗记录所需用物外，另备面镜及已排好的蜡义齿。

2. 试戴蜡牙前，向病人讲明试牙的目的及注意事项，告知病人试牙过程中咬合时不要用力，以免病人咬坏蜡基托。

3. 医生将蜡牙戴入病人口内后，检查颌位关系及外形时，协助观察病人面部的丰满度，是否自然和谐，比例是否协调等。

4. 若个别蜡牙位置需要调整，点燃酒精灯、燃热蜡刀备用。

5. 医生校对、检查完毕，病人满意后预约初戴义齿日期。清理用物，消毒备用。

（五）全口义齿戴入病人的护理

1. 用物准备 检查盘、口杯、咬合纸、面镜、纸巾、各种形状的砂石、已完成的全口义齿。

2. 备齐所需用物，核对病人信息，将核对无误的义齿放入检查盘内，引导病人坐上椅位。

3. 在义齿就位前，医生用砂石磨除义齿组织面触摸到的小瘤及倒凹时，用强力吸引器吸去磨除的碎屑。义齿就位后医生在对义齿进行咬合调整时，根据需要提供所需用物。

4. 义齿初戴完毕，医生调改基托后，协助在打磨机上抛光。抛光时要用力均匀，防止义齿被弹出折断。

5. 将义齿消毒处理后，清水冲净交给病人并教会戴入方法。

6. 常规清理用物，消毒备用。

六、健康指导

1. 增强使用义齿的信心 鼓励病人要树立信心适应义齿。初戴时会有异物感,恶心欲呕、发音不清楚等现象,只要耐心戴用,数日内即可消除。

2. 纠正不正确的咬合习惯 个别病人有下颌习惯性前伸或偏侧咀嚼习惯,在初戴义齿时,应练习先做吞咽动作后用后牙咬合的动作。

3. 进食问题 开始先吃软的、小块食物,咀嚼动作要慢,用两侧后牙咀嚼。锻炼一段时间后,再逐渐吃一般食物。

4. 保护口腔组织健康 饭后应取下义齿用冷水冲洗或用牙刷刷洗后再戴上。睡觉时应将义齿取下,浸泡于冷水中。义齿修改前2~3小时应将义齿戴在口中,以便医生通过黏膜上的压痕帮助诊断痛点并调改。

5. 义齿的保护 义齿每天至少彻底清洁一次,最好能做到每次饭后都刷洗。刷洗义齿时应特别小心,以免掉在地上摔坏义齿。

6. 定期检查 义齿戴用一段时间,定期检查可及时发现问题,解决问题。义齿戴用数年后应更换,以免造成口腔组织的伤害。

◀ 第七节　口腔修复病人修复体自我维护的方法 ▶

一、口腔修复病人修复体自我维护的意义

正确有效的修复体自我维护能显著提高病人对修复体的结构认识,加强病人的健康信念,让其养成良好的口腔卫生保健习惯,掌握口腔卫生保健的程序和方法,从而提高修复体的使用寿命及病人的生活质量。

二、口腔修复病人修复体自我维护的要点

（一）活动义齿的自我维护

1. 避免咬过硬、过韧的食物,导致活动义齿变形。

2. 戴入时避免用牙咬合就位,防止卡环变形或者假牙折断。

3. 饭后和睡前取下义齿、刷洗干净,应用软毛牙刷将义齿表面和口腔内的食物残渣刷洗干净,保持义齿和口腔卫生清洁,防止基牙龋坏。

4. 夜间不戴义齿,以利于口腔支持组织有一定的休息时间。清洁义齿后泡在清水或者医生推荐的假牙清洁片中浸泡,切忌浸泡在开水或乙醇溶液中。

5. 定期复查,方便医生动态观察假牙的使用情况,以便及时了解病人的软组织的情况、咬合关系以及口腔保健情况,并针对问题及时地调整及修理,有效预防并发症的发生,延长假牙的使用寿命。

（二）固定义齿的自我维护

1. 义齿无须取戴,病人需保持口腔卫生,学会正确刷牙和正确使用牙线。

2. 避免咬太硬、太黏的食物,防止义齿脱落或损坏。

3. 定期复查,方便医生动态观察义齿的使用情况、病人口腔卫生情况。义齿的使用情况包括密合度、咬合关系等。医生针对问题及时处理,可有效预防并发症的发生,延长义齿

的使用寿命。

修复体颜色的选定

修复体的颜色应与病人唇色、邻牙的颜色协调。告知病人牙色不是越白越好，而是与邻牙自然协调才好，才能达到"以假乱真"的效果。为了避免外部环境对选色的影响，选色前请病人擦掉唇彩，关闭光源，让病人在自然光线下选择适宜的色号。

思考题

1. 用于牙体缺损修复治疗的修复体有哪些？修复体固位特点是什么？
2. 牙列缺损病人有几种修复方式？两种修复方式的修复体特点是什么？
3. 全口义齿戴入后，对病人进行健康指导的主要内容是什么？

(鲁 喆)

口腔种植病人护理

1. 掌握口腔种植护理主要操作技术；口腔种植病人的护理流程。
2. 熟悉常用材料及器械的性能及用途。
3. 了解口腔种植常用材料的组成。

　　口腔种植义齿的成功与病人对种植义齿相关知识的了解程度、修复体的期望值以及手术的配合程度都是密切相关的。种植手术的侵入、创伤性及病人对种植手术相关程序的不了解均会造成病人恐惧、焦虑的心理，从而影响种植手术的成功。因此，应对口腔种植义齿病人制订整体护理程序，根据护理程序实施科学的护理措施，为种植义齿病人提供口腔卫生指导，从而维护病人口腔卫生，促进与提高种植义齿的成功率。

◀ 第一节　　口腔种植常用材料及器械 ▶

一、常用材料

（一）常用材料的组成、主要性能

1. 种植体材料

（1）成分：陶瓷材料、碳素材料类、金属（铸造钴铬合金、钛及合金）、高分子材料类、复合材料类等，现主要以纯钛或钛合金为主。

（2）性能：种植体材料均具备生物相容性、生物安全性、化学稳定性、生物功能性以及抗腐蚀性。

2. 骨填充材料

（1）成分：骨头中提取的无机盐材料。

（2）性能：能模仿天然骨组织羟基磷灰石结晶的表面特性，具备与种植体表面、屏障膜之间快速整合的能力。长期维持骨增量区域三维空间的体积与稳定，能够有利于理想三维骨改建与骨塑形。

3. 骨膜材料

（1）成分：猪胶原加工纯化制成的双层可吸收胶原膜或钛加强型聚四氟乙烯材料。

（2）性能：维持骨缺损空间，隔离影响骨整合的组织细胞，良好的生物相容性以及组织整合性。

4．印模材料、模型材料、粘固材料详见第二章"口腔修复病人护理"第一节相关内容。

5．人工牙龈材料

（1）成分：乙烯基聚硅氧烷，硅油，铂和复合硅酸盐。

（2）性能：弹性适中，可以从模型上反复取戴，有助于技师检查修复体是否与替代体严密吻合，保证修复体牙龈缘位置的准确性。

（二）常用材料的临床使用特点

1．种植体材料

（1）用途：用于牙缺失病人。

（2）注意事项

1）患有严重内科疾病（骨代谢紊乱、凝血功能障碍），口腔卫生不佳，患有需定期服用类固醇的疾病，钛金属过敏者都应禁止植入种植体。

2）种植体在植入时应严格无菌操作，应使用专用工具取用，避免接触外科手套等物质。

2．骨填充材料

（1）用途：支撑屏障膜，避免其塌陷。稳定血凝块、引导新骨形成的支架，引导骨原和血管原细胞从受骨床长入。缓慢吸收，维持支架的作用，使新生骨组织成熟并避免其吸收，确保新骨轮廓的稳定。自身骨改建，与新生骨组织完美结合。

（2）注意事项

1）使用骨填充材料时，必须遵守无菌操作和药物治疗的基本原则。

2）暴露缺损处，完全清除肉芽组织。

3）使用前将骨填充材料颗粒置于无菌的生理盐水溶液或病人的血液中，使用无菌器械（刮勺、刮匙）将骨填充材料颗粒植入缺损处。

4）可用无菌刮勺或其他适合的器械直接在原部位上塑型、封闭伤口时，软组织应尽量将植入的骨填充材料完全覆盖并缝合固定。

3．骨膜材料

（1）用途：用于同时进行引导骨再生术，拔牙后进行即刻种植时的种植体周围引导骨再生术，拔牙后进行延期种植时的种植体周围引导骨再生术，骨裂型骨缺损区的引导骨再生术，局部牙槽嵴增高术，牙槽嵴扩增术等。

（2）注意事项

1）使用时必须遵守无菌操作和药物治疗的基本原则。

2）必要时，暴露缺损部位，进行常规外科手术。

4．印模材料、模型材料、粘固材料详见第二章"口腔修复病人护理"第一节相关内容。

5．人工牙龈材料

（1）用途：人工牙龈是一种能够准确反映种植体颈部周围牙龈组织形态和位置的材料。它能够制造逼真的牙龈色彩，美观又有利于清洁，提高修复体的加工精度。

（2）注意事项

1）人工牙龈在口外操作时间为1分30秒，总操作时间为7分钟。

2）避免该材料进入眼睛，不小心进入应立即用大量清水冲洗眼睛，并立即请相关医师会诊。

3) 敏感人群可能会出现过敏反应,一旦发生过敏,应立即停止操作,采取正确的脱敏治疗,有必要可咨询皮肤科医师。

4) 不小心将该材料吞咽,应立即冲洗口腔,喝大量足够的水并及时请相关医师会诊。

二、常用器械

牙种植手术的器械一般包含专用的种植器械和外科通用的手术器械。种植器械分别配置于一期和二期专用器械盒内。遵循逐级备洞的原则,专用器械盒内器械按种植手术过程先后按顺序使用。主要包含球钻、先锋钻、扩孔钻等。常规外科器械包括骨提升器械、骨挤压器械、手术刀、手术剪、刮匙等。

(一)器械的名称

1. 种植器械

(1)球钻:见图3-1。

(2)先锋钻:见图3-2。

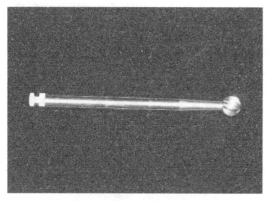
图3-1 球钻

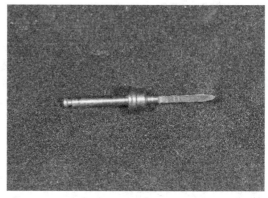
图3-2 先锋钻

(3)扩孔钻:见图3-3。

(4)测量杆:见图3-4。

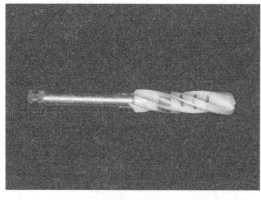
图3-3 扩孔钻

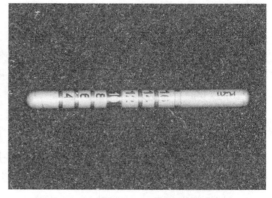
图3-4 测量杆

(5)颈部成型钻:见图3-5。

(6)攻丝钻:见图3-6。

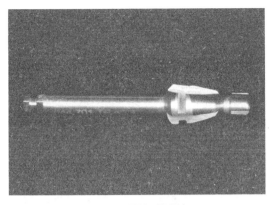

图 3-5　颈部成型钻

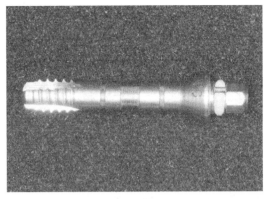

图 3-6　攻丝钻

（7）种植体适配改刀：见图 3-7。

（8）螺丝改刀：见图 3-8。

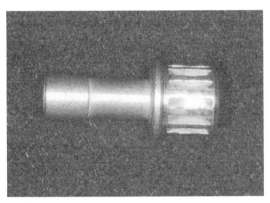

图 3-7　种植体适配改刀

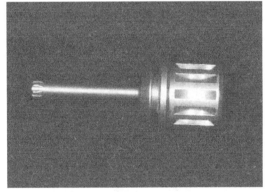

图 3-8　螺丝改刀

（9）扭力扳手与固定扳手：见图 3-9。

2. 外科器械

（1）内提升器械：见图 3-10。

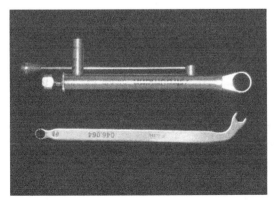

图 3-9　扭力扳手与固定扳手

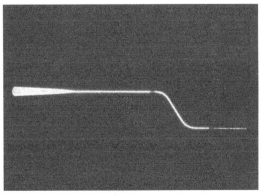

图 3-10　内提升器械

（2）骨膜剥离子：见图3-11。

（3）取骨环钻：见图3-12。

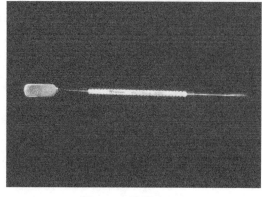
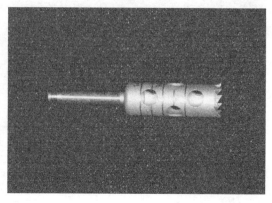

图3-11 骨膜剥离子　　　　　　　　　　　图3-12 取骨环钻

（4）骨挤压器：见图3-13。

（5）骨劈开凿：见图3-14。

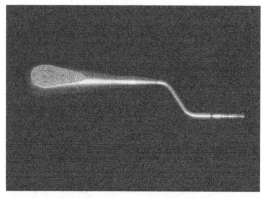
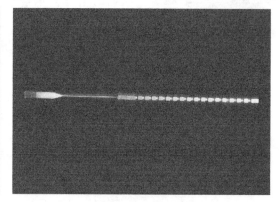

图3-13 骨挤压器　　　　　　　　　　　图3-14 骨劈开凿

（二）器械的功能

1. 种植器械

（1）球钻：球钻的直径分别为1.4mm、2.3mm、3.1mm，不同直径的球钻有不同的功能。1.4mm球钻用于定位，2.3mm球钻可用于逐级预备，3.1mm球钻可用于平整骨面。

（2）先锋钻：主要功能是定点种植体植入的方向并将其拓宽为2.2mm直径的窝洞。

（3）扩孔钻：主要功能是使种植体窝洞逐级拓宽至所需直径大小。

（4）测量杆：测量杆的直径分别为2.2mm、2.8mm、3.3mm、4.2mm，测量杆的主要功能是每级扩孔完毕，测量种植体窝深度和方向。

（5）颈部成型钻：用于种植窝洞的颈部塑形，便于种植体的植入和种植美学要求。

（6）攻丝钻：对骨密度较硬的种植窝洞进行螺纹制备，便于种植体的植入与固位。

（7）种植体适配改刀：机用或手动植入种植体。

（8）螺丝改刀：旋紧覆盖螺丝或牙龈成型器；修复阶段移除覆盖螺丝或牙龈成型器，或将修复基台螺丝拧紧。

（9）扭力扳手与固定扳手：扭力扳手用于协助种植体就位，达到要求的初期稳定性；或与固定扳手配合拆除种植体携带体。

2. 外科器械

（1）内提升器械：用于上颌窦提升术中。

（2）骨膜剥离子：主要用于剥离骨组织或软组织，协助暴露术区骨面。

（3）取骨环钻：主要用于自体骨移植术中取出自体骨。

（4）骨挤压器：用于挤压骨小梁。

（5）骨劈开凿：用于牙槽嵴宽度不够，需行骨劈开术时。

（杜书芳　王铝亚）

◂ 第二节　口腔种植护理概论 ▸

种植义齿是以牙种植体为支持、固位基础所完成的一类缺牙修复体。近年来，随着人类文明及科学的迅猛发展，对新的种植体材料、种植体形态和种植技术的研究，以及种植临床效应的探索，给种植义齿学带来了新的内容，促进了种植义齿的发展。牙种植术的成功与否除了与医疗技术有关，还与病人对牙种植治疗的相关知识、术后的期望值有很大关系。因此，在护理活动中要依据护理程序对病人进行评估，作出正确的护理诊断，制订适宜的护理计划，采用科学的护理措施。

一、护理评估

（一）健康史

了解病人全身状况，有无药物过敏史及精神障碍病史，有无牙种植禁忌疾病如高血压、糖尿病、心血管疾病、骨质疏松症、内分泌疾病、血液疾病等，有无吸烟史，近期是否感冒。

（二）口腔情况

评估病人整体口腔卫生情况，了解病人口腔卫生习惯。评估病人牙周健康情况，如缺失牙的位置和数目、牙缺失部位骨质的情况以及有无口腔黏膜疾病等。

（三）辅助检查

1. 通过锥形束 CT 机（CBCT）、牙片、曲面断层片等，了解牙槽骨的密度、骨量、邻近结构的解剖情况以及邻牙情况。

2. 血常规、凝血酶原时间、糖化血红蛋白、感染性标志物等检查，了解病人全身状况。

（四）心理 - 社会状况

病人对牙种植手术有关知识缺乏，对手术存在紧张、恐惧心理，对种植体能否与自体吻合担忧，对手术效果的期望程度高，担心费用过高。

二、常见护理诊断 / 护理问题

1. 知识缺乏　与缺乏口腔种植相关知识有关。

2. 焦虑　与种植后能否满足审美观要求、对手术及术后效果的担忧有关。

3. 有感染的危险　与植骨术和手术创口有关。

4. 营养失调：低于机体需要量　与术后短期进流质饮食或软质饮食有关。

三、护理措施

1. 治疗前准备

（1）环境准备：环境要求整齐、清洁、安静，光线明亮，温度及湿度适宜。

（2）病人准备

1）指导病人在治疗中做缓慢的鼻式呼吸，以避免误吞、误吸冲洗液、碎屑及微小器械等。

2）指导病人治疗过程中勿随意讲话或转动头部，如有不适可举左手示意，以防口腔软组织受损。

（3）用物准备

1）牙科综合治疗椅、仪器：功能正常，呈备用状态；用物准备充足，摆放有序合理，无过期物品、材料、药物。

2）一般用物准备：牙椅头套、一次性避污薄膜、漱口杯、吸管、治疗巾。

3）口腔基本检查器械：治疗盘、口镜、探针、镊子、棉签或棉球。

4）专科用物准备：根据专科治疗准备相关器械仪器，如开孔托盘、硅橡胶、人工牙龈材料、取模转移柱、螺丝刀、扭矩扳手、种植手机等。

2. 接诊工作

（1）对初次就诊的病人应进行预诊，了解病人的主诉及口腔组织缺失、缺损情况。

（2）对复诊病人应先评估其目前就诊阶段，方便合理安排就诊。

（3）接诊护士应精神饱满、主动热情、耐心接受病人的询问，并认真解答，避免急躁和厌烦情绪。

（4）针对病人不同年龄段的心理特点，从疾病的治疗、配合方法及预后效果等方面进行耐心的介绍，并鼓励病人说出自己的顾虑，帮助解除病人的思想负担，使其认识到治疗的重要性，增强信心，以良好的心态接受治疗。

3. 护理操作

（1）病人坐上牙科综合治疗椅，系治疗巾，必要时戴防护眼镜，漱口清洁口腔，必要时行口腔消毒。

（2）以病人舒适和便于诊疗操作为前提来调节椅位。

（3）根据病人治疗牙位调节灯光。

（4）密切观察病情，主动关心病人治疗中的反应并及时给予关心和帮助。及时发现过敏、晕厥等不良反应，并配合医师积极处置。

（5）按医嘱传递物品，正确平稳。

（6）通过隔湿方法保持术区视野清晰，准确调节光源，协助暴露术野。

（7）使用强力负压吸引管协助吸唾液。防止误吞、误吸，避免碎屑、冲洗液等误入气管或食管，减少诊室空气污染。

（8）做好椅旁预清洁：器械每次使用后及时用湿棉球擦去肉眼可见的残留物、血液或分泌物，残留材料可用相对干燥的75%乙醇棉球擦拭。

（9）协助医师记录检查结果，登记留取标本并送检。

（10）协助医师完成手术后，清除病人面部污垢、血迹，协助整理仪容。

（11）观察病人伤口出血情况及全身情况，病情稳定后，方可让其离院。

（12）整理用物，消毒备用。

四、健康指导

通过健康指导，减轻病人心理压力并使其对术后疼痛及处理有一定的了解，预防并发症的发生，确保手术质量。同时，加强护患关系，增进相互信任。

1. 向病人宣传种植义齿修复的重要性。
2. 向病人介绍种植义齿的种类、常用材料及修复方法。
3. 让病人掌握种植术后的注意事项。
4. 让病人了解种植义齿戴用后的注意事项。
5. 让病人掌握种植义齿的使用及保护方法。
6. 告知病人术后定期随访。

（杜书芳　张　叶）

◀ 第三节　口腔种植护理主要操作技术 ▶

一、种植义齿印模制取术

开窗式印模制取术

【技术简介】

开窗式印模制取是使用开窗托盘和中央带有固定螺丝的印模帽制取印模，印模帽可以和印模材料作为一个整体取下来的印模制取技术。

【操作目的】

1. 将口腔内剩余牙的解剖形态和周围软组织情况以及种植体或基台的位置、形态准确地复制到模型上。
2. 为种植义齿的制作提供模型条件。

【适用范围】

进行各种复杂的种植修复或制取初印模，多用于多颗牙缺失或种植体植入位置较深的种植印模制取。

【操作步骤】

1. 操作前准备

（1）环境准备：环境宽敞明亮、干净整洁。

（2）护士准备：护士穿戴整洁，标准防护。

（3）病人准备：协助病人上椅位，并将牙椅调节至适宜操作的位置，为病人戴好护目镜。

（4）用物准备

1）一般用物准备：检查盘、口杯、吸唾管、手套、纸巾。

2）专科用物准备：根据种植区域选择合适的开窗式托盘、精细印模材料（硅橡胶印模材料或聚醚印模材料）、调拌用具、种植修复工具、种植体替代体、开窗式印模转移柱、龈上刮治器、纱团、棉签等。

2. 操作步骤

（1）协助病人取舒适体位，讲解相关注意事项，指导病人取模过程中正确呼吸，给予心理护理以消除病人紧张情绪。

（2）协助医师将转移体用固定螺丝固定在口内种植体上，及时吸唾、牵拉口角、压住舌体，提供清晰的操作视野。

（3）协助医师修整并试戴开窗式的个性化托盘，确保固定螺丝能从托盘开窗处穿出，并用蜡片封闭开窗处。

（4）将盛有精细印模材料的托盘传递给医师，协助医师使托盘在口内就位。

（5）待印模材料凝固后取出，传递手用改刀给医师，从托盘开口拧松固定螺丝，使其完全脱出后，将托盘从口腔中取出。

（6）在印模内安装种植体替代体，将替代体用固定螺丝固定在转移柱上。

（7）用藻酸盐材料制取种植对颌模型。

3. 用物处置 分类处理用物，消毒备用。

【注意事项】

1. 开窗式托盘一般选取易于修整的材料，如光固化或可拆卸式托盘，并根据种植手术区域进行个性化开窗设计。

2. 将精细印模材料盛入托盘时，需使颌槽内的精细材料连续、均匀且无间隙无气泡。

3. 精细印模模型制取好后吹干、消毒，均匀涂抹一层分离剂待干后，进行人工牙龈的制作，精细印模模型静置30分钟后方可灌注。

4. 放置印模转移体后，嘱病人不可用力咬合，印模制取完成必须取出印模转移体后，方可漱口或闭口。

非开窗式印模制取术

【技术简介】

非开窗式印模制取是在种植体上安装印模帽，有"咔嗒声"为卡抱式印模帽就位，印模帽的弹性结构可直接以卡紧形式固定于种植体肩台上，不需要螺丝固位，待印模凝固后，印模帽随印模托盘从口腔内取出之后，将种植体的替代体以卡紧的形式固定在卡抱式印模帽上的技术。

【操作目的】

1. 将口腔内剩余牙的解剖形态和周围软组织情况以及种植体或基台的位置、形态准确地复制到模型上。

2. 用于制取种植工作模型。

【适用范围】

个别牙缺失病人的简单种植修复或制取初印模。

【操作步骤】

1. 操作前准备

（1）环境准备：环境宽敞明亮、干净整洁。

（2）护士准备：操作者穿戴整洁，标准防护。

（3）病人准备：协助病人上椅位，并将牙椅调节至适宜操作的位置，为病人戴好护目镜。

（4）用物准备

1）一般用物准备：检查盘、口杯、吸唾管、手套、纸巾。

2）专科用物准备：封闭式托盘、精细印模材料（硅橡胶印模材料或聚醚印模材料）、调拌用具、种植修复工具、种植体替代体、非开窗式印模转移柱、龈上刮治器、纱团、棉签等。

2. 操作步骤

（1）协助病人取舒适体位，讲解相关注意事项，指导病人取模过程中如何正确呼吸，给予心理护理以消除病人紧张情绪。

（2）协助医师将带有印模帽的转移体固定于口内种植体上或基台上。及时吸出唾液、牵拉口角，压住舌体，为医师提供清晰的操作视野。

（3）将盛有精细印模材料的封闭式托盘传递给医师，协助其将托盘在病人口内就位进行印模制取。

（4）印模凝固后取出托盘，转移体被一同带出口腔外。然后将种植体替代体按一定方向以卡紧式固定到印模内的转移体中。

（5）在种植体替代体和转移体连接处涂上分离剂待干后，注射自动混合的人工牙龈材料，注射高度需高出转移体和替代体接缝处约2mm。

（6）使用藻酸盐材料制取种植对颌模型。

（7）待人工牙龈材料硬固后，用清水冲洗、消毒后进行模型灌注。

3. 用物处置 分类处理用物，消毒备用。

【注意事项】

1. 将精细印模材料盛入托盘时，需使颌槽内的精细材料连续、均匀且无间隙无气泡。

2. 精细印模模型制取好后吹干、消毒，均匀涂抹一层分离剂待干后，进行人工牙龈的制作，精细印模模型静置30分钟后方可灌注。

3. 放置印模转移体后，嘱病人不可用力咬合，印模制取完成必须取出印模转移体后，方可漱口或闭口。

种植扫描模型制备术

【技术简介】

种植扫描模型制备术是在病人口内直接置入小型光学扫描头，然后对病人口内软、硬组织表面形态、牙颌状况等进行实时捕获和数字化模型重建的技术。

【操作目的】

1. 将口腔内剩余牙的解剖形态和周围软组织情况以及种植体或基台的位置、形态准确地复制到模型上。

2. 为种植义齿的制作提供模型。

【适用范围】

1. 个别牙缺失病人的简单种植修复或制取初印模。

2. 口腔内有伤口，不适宜开窗式或非开窗式印模制取技术的种植印模制取。

【操作步骤】

1. 操作前准备

（1）环境准备：环境宽敞明亮、干净整洁。

（2）护士准备：操作者穿戴整洁，标准防护。

（3）病人准备：协助病人上椅位，并将牙椅调节至适宜操作的位置，为病人戴好护目镜。

（4）用物准备

1）一般用物准备：检查盘、口杯、吸唾管、手套、纸巾、纱球。

2）专科用物准备：扫描仪、扫描枪、电源线、电源供应器、互联网电缆、USB数据线、扫描头、保护头、普通校准头、种植修复工具。

2. 操作步骤

（1）依次安装好扫描枪、电源供应器等配件，并打开扫描仪电源开关。

（2）待扫描仪开机成功后，预热3～5分钟。

（3）安装三维校准头并完成校准，校准完毕后取下校准头并安装扫描头。

（4）在操作屏幕上点击"Add patient"添加病例，并填写病例相关信息后，选择"New session"建立新病例。

（5）点击"Change lab"并在名单中选择相应的加工所。

（6）选择修复体牙位，点击"Implant"选择种植体。

（7）在"Manufacturer"里选择种植体品牌。

（8）点击"System""Connection""Material"并进行相应的设计。

（9）选择屏幕最上方的扫描页面，按一下扫描枪上的按键即可开始扫描，再按一下即可停止扫描。

（10）移除愈合基台后立即进行穿龈部分的扫描，若牙龈复位立即停止扫描，在离螺丝孔尽可能近的地方标记牙位。

（11）继续扫描剩余牙位、牙弓和所有重要区域（比如：邻接点）。

（12）选择扫描杆页面，为扫描杆预留空间，被标记牙齿的区域会被系统自动切除，可用"Trim Tool"功能改变预留空间大小。

（13）将扫描杆就位，并围绕扫描杆继续进行扫描，以此作为工作模型。

（14）同法完成对颌模型的扫描。

（15）扫描咬合记录获得咬合关系。

（16）选择对齐，核正咬合。

（17）完成检测和比色后选择发送至加工中心。

3. 用物处置　分类处理用物，消毒备用。

【注意事项】

1. 扫描时枪与颌平面距离不要太远，约成45°角。

2. 扫描仪应在恒定的温度下使用。

3. 进行口内扫描操作前应关闭牙椅灯，操作时应保持口腔干燥。

4. 扫描仪应每周校准一次，搬动扫描仪或温差变化时也应进行一次校准。校准完成后必须取下校准头。

5. 一旦发生数据处理系统故障，应将扫描仪从病人身上移开并关闭电源。在确定系统检查正常之前不得使用。

6. 操作扫描头内反射镜时应十分小心，切勿刮擦。

7. 首次使用扫描头时，应消毒灭菌。在灭菌时应使用符合EN13060标准的B类真空高压灭菌器。

8. 扫描头最多可重复灭菌使用20次，之后必须按医学耗材废品进行处理。

9. 当没有条件使用高温高压灭菌器的情况下，可选择邻苯二甲醛浸泡消毒扫描头。

二、人工牙龈制作术

【技术简介】

人工牙龈制作技术是将人工牙龈材料注入种植工作模型上相应位置并塑型，从而能够准确反映种植体颈部周围牙龈组织的形态和位置。

【操作目的】

确定修复体颈部金属圈的高度及边缘的位置，以保证修复体边缘位置的准确性。

【适用范围】

工作模型上需要复制种植体周围的牙龈组织。

【操作步骤】

1. 操作前准备

(1) 环境准备：环境宽敞明亮、干净整洁。

(2) 护士准备：操作者穿戴整洁，标准防护。

(3) 用物准备

1) 一般用物准备：一次性手术刀、乙醇棉球和镊子等。

2) 专科用物准备：根据需要准备人工牙龈材料、专用分离剂、注射枪。

2. 操作步骤

(1) 消毒模型，在种植体替代体周围涂上分离剂。

(2) 待分离剂干燥后，在种植体替代体和转移体连接处注射调匀后的人工牙龈材料，注射高度需高出转移体和替代体接缝处约 2mm，注射范围近远中向以邻牙为界，唇舌向覆盖牙槽嵴顶区，注意在边缘形成一定的厚度。

(3) 注射完成后，用镊子夹饱和的乙醇棉球在人工牙龈上方轻轻按压塑形。

(4) 用尖刀片修正边缘，在唇舌向边缘形成 45° 斜面，增加人工牙龈的稳定性，切削近远中面，形成上窄下宽的外形，以利于人工牙龈的取戴。

3. 用物处置　分类处理用物，消毒备用。

【注意事项】

1. 所涂分离剂的量应适宜，避免影响人工牙龈的质量。

2. 牙龈材料应覆盖超过种植体转移体和种植体替代体接缝处约 2mm，人工牙龈的厚度要适宜，太厚不能保证石膏的强度和替代体在石膏内的固定，太薄则容易破裂。

3. 人工牙龈材料应避免注入邻牙肩台处及𬌗面。

（杜书芳　王铝亚）

◀ 第四节　口腔种植体植入术病人护理 ▶

案例导入

病人，男，60 岁。自诉 1 年前因车祸伤致 26、27 牙缺失，吸烟 10 余年，无药物、金属或牙科材料过敏史，无高血压、糖尿病、心血管疾病、骨质疏松症、内分泌疾病、血液疾病等病史。病人全身状况良好，测得血压 120/80mmHg。口腔检查发现病人口腔卫生差，牙石色素(++)；缺牙区牙槽骨丰满度良好；牙龈健康，未见退缩，无溃疡、红肿，邻牙未见明显倾斜；缺牙间隙的近远中距离约 25mm，颊舌向宽度约 5mm，颌龈高度约 5mm。CBCT 检查结果显示病人牙缺失部位骨质Ⅱ类。血液检查结果显示病人血常规、凝血酶原时间、糖化血红蛋白、感染性标志物等检查结果均正常。拟行种植外科手术治疗。

请思考：

1. 在术前应给予病人哪些健康指导？

2. 此病人的护理诊断是什么？

牙种植体植入术是将生物或金属材料经手术植入口腔组织形成牙根的外科程序,该程序又分为潜入式种植和非潜入式种植,潜入式种植在完成骨结合之后必须经过种植体植入之后的另一次手术,将种植体平台暴露于口腔才能进行种植体的修复,即种植二期手术。

病因与发病机制详见第一章第二节相关内容。

一、种植一期手术病人护理

【护理评估】

1. 健康史　了解病人全身的健康状况,是否有药物过敏史,有无心血管系统疾病、凝血功能障碍、感染性疾病等。

2. 口腔情况　检查病人缺牙部位的咬合关系、口腔卫生及颞下颌关节和张口度等情况。

3. 辅助检查　通过曲面断层片或 CBCT 检查,了解颌骨解剖结构、种植区域的可用骨量及骨质情况。

4. 心理-社会状况　对牙种植手术相关知识的了解程度;对种植义齿功能及美观的期望程度;经济条件和社会支持系统;病人的精神状态。

【常见护理诊断/护理问题】

1. 疼痛　与手术创伤有关。

2. 舒适的改变　与治疗过程张口时间长有关。

3. 有感染的危险　与治疗的有创操作有关。

4. 有误吞或误吸的危险　与病人体位和操作不当有关。

5. 焦虑与恐惧　与惧怕牙种植手术有关。

6. 知识缺乏:缺乏牙种植手术有关知识。

【治疗要点】

1. 治疗原则

(1)手术操作应注意严格无菌操作原则。

(2)种植体表面无污染原则。

(3)以修复为导向的种植体植入原则。

(4)种植手术的微创原则。

2. 主要治疗方式以口腔解剖生理为基础,通过将人工制作的种植体植入颌骨及颅面骨以帮助修复病人的牙、颌及颌面器官缺损,从而达到恢复其外形和生理功能以及预防、治疗口腔颌面系统有关疾病的作用。

【护理措施】

1. 心理护理

(1)术前采用通俗、简洁的语言,向病人耐心解释手术必要性,以及术中可能出现的问题和配合措施,详细解答病人提出的各种疑问,使其积极配合手术。

(2)与病人交流时可使用合适的肢体语言,使病人感受到亲切的同时也可以评估病人体温、脉搏等情况。

(3)手术每进行一步,都要提前向病人解释操作的目的,提醒病人有可能出现的不适,使病人有充分的思想准备。

(4)术中应及时询问病人感受,使用安慰性、鼓励性、暗示性语言,语气柔和谦逊,使其放松心情,更好地配合手术。

(5)术后及时安慰病人,进行积极、适当的心理疏导,增强病人的治疗信心。

(6)术后定期随访,使病人感受到自己真正地被重视、关心,让病人感受到贴心的医疗服务。

2. 用物准备

(1)无菌手术包准备:手术布包1个、外科手术器械盒1套、种植手术工具盒1套、种植弯机工具盒1套。

(2)种植机的准备:种植机及其配件。

(3)种植植入性耗材的准备:种植体、骨填充材料、骨胶原覆盖膜等。

(4)一次性用物准备:无菌瓶镊罐、棉签、5ml冲洗空针、一次性牙龈冲洗器、吸唾管及负压吸引管连接器、手术刀片和缝针、缝线等。

(5)药物准备:无菌生理盐水2瓶(一瓶常温,一瓶4~5℃)、局部麻醉药。

(6)特殊用物准备:上颌窦提升器械、骨挤压器械等特殊用物。

(7)种植手术文书准备:种植治疗病历、手术及高值耗材知情同意书、种植外科治疗记录单、牙钻使用标记本、高值耗材登记本等。

3. 护理操作

(1)术区检查

1)传递口镜、探针给医师,医护共同完成术区牙位核查。

2)检查完毕后,收回探针,放置于无菌器械台面。

(2)局部麻醉

1)传递注射针具给医师,牵拉口角和及时吸唾,协助医师完成局部麻醉。

2)麻醉完毕后,用弯盘收回注射针具,并用纱布保护工作端,以防锐器刺伤的发生。

3)用弯盘传递纱球、镊子给医师,病人将其咬在术区压迫止血,等待麻药起效。

4)将刀片装上手术刀柄备用,传递探针给医师检查麻醉效果。

(3)牙龈切口及翻瓣

1)传递手术刀给医师做牙龈切口,协助牵拉口角,注意在有效吸唾的同时防止吸唾器干扰医师的操作。

2)传递剥离子给医师,并手持另一剥离子协助翻开黏骨膜瓣,暴露术区骨面,传递骨刮器给医师,清理骨面软组织,暴露牙槽骨嵴,并协助吸唾。

(4)种植窝洞制备

1)将大号球钻安装于种植弯机卡槽内,并传递给医师用于修整牙槽嵴,并及时吸唾。

2)传递剥离子给医师用于牵拉一侧皮瓣,用右手持另一剥离子协助医师牵拉另一侧皮瓣,及时吸唾,充分暴露术区视野。

3)用湿润纱球擦拭并取下大号球钻,放于器械台湿润纱布内湿式保存,同法更换不同型号球钻,用于定位。

4)更换先锋钻装于弯机后传递给医师备孔,将测量杆传递给医师,用于测量种植窝洞方向和深度。

5)种植窝洞测量完毕后,取出大一号扩孔钻装于弯机递给医师,将种植机调节至相应参数。每级扩孔钻更换前均应使用测量杆验证方向和深度。

6)取出颈部成型钻装于弯机上并递给医师,调节种植机参数至相应数值。

7）取下颈部成型钻后，将机用适配器和机用攻丝钻安装于种植弯机并传递给医师，调节种植机参数至相应数值。

8）取下攻丝钻，并湿式保存。

9）传递冲洗针给医师，冲洗种植窝洞，并协助及时吸唾。

（5）种植体植入

1）与医师核对种植体无误后，连同种植体无菌包装置于器械台无菌碗内，调节种植机相应参数。

2）传递种植体，协助医师旋入种植体并及时吸唾。

3）用无菌弯盘传递手用种植体适配器、固定扳手与棘轮扳手，协助医师取出种植体携带体。

4）与医师核对覆盖螺丝或愈合基台信息，置于无菌碗内，用弯盘传递覆盖螺丝或愈合基台、手用改刀。

5）协助医师将覆盖螺丝或愈合基台就位。

（6）创口缝合

1）关闭创口前，助手与双人核查清点种植手术工具盒数目，清点无误后，将缝针、缝线、缝合镊、持针器用无菌弯盘递给医师，协助其缝合创口。

2）传递口镜、冲洗针给医师，冲洗病人术区及口腔，传递纱球给医师，用于压迫止血，用盐水湿润的纱球轻拭病人口周血迹。

（7）术后护理

1）关闭手术灯，告知病人手术完成，依次取下吸唾管、无菌单、治疗巾。调节椅位至坐位，病人休息1～2分钟。

2）将冰袋递给病人，告知病人术后注意事项并做健康指导，做好复诊预约。

3）协助病人下椅位，送病人出手术室与家属见面。

4）整理用物，消毒备用。

【健康指导】

1．指导病人遵医嘱用药，以防感染。

2．告知病人若术后当天疼痛明显，可遵医嘱口服止痛药；轻微的隐痛或不适感则无须服用止痛药。

3．告知病人术后24小时内禁止用牙刷刷头触碰术区，避免引起伤口出血。

4．用餐后可用漱口液漱口，防止食物残渣残留。

5．告知病人术后2小时后可适量食用温凉、清淡流质饮食。手术当天勿用患侧咀嚼食物。

6．告知病人术后1～2天可局部间断冷敷，以减轻伤口水肿反应。

7．勿用舌头或手触碰伤口，勿吮吸伤口。

8．近两天口水略带血丝或出现轻微水肿属于术后正常反应，无须过度紧张；若出血严重需及时联系医师。

9．告知病人术后7～10天拆线，术后注意休息，避免剧烈运动。

10．忌烟酒以减少对伤口的局部刺激。

二、种植二期手术病人护理

【护理评估】

1. 健康史 了解病人全身的健康状况，是否有药物过敏史，有无心血管系统疾病、凝血功能障碍、感染性疾病等。

2. 口腔专科情况　检查病人口腔卫生情况、牙周情况。

3. 辅助检查　通过数字化牙片的检查，了解牙种植体与颌骨整合情况。

4. 心理 - 社会状况　对牙种植二期手术相关知识的了解程度；对种植义齿功能及美观的期望程度；经济条件和社会支持系统；病人的精神状态。

【常见护理诊断 / 护理问题】

1. 疼痛　与手术创伤有关。

2. 舒适的改变　与治疗过程张口时间长有关。

3. 有感染的危险　与治疗的有创操作有关。

4. 有误吞或误吸的危险　与病人体位和操作不当有关。

5. 焦虑与恐惧　与惧怕牙种植手术有关。

6. 知识缺乏：缺乏牙种植手术有关知识。

【治疗要点】

1. 治疗原则

（1）保护种植体周围软组织健康。

（2）保护种植体周围软组织自然。

（3）保护种植体周围软组织协调。

2. 主要治疗方式

（1）暴露软组织平台，建立种植体平台向口腔开放的通道——软组织通道。

（2）取出封闭螺丝，安装愈合帽 / 基台。

（3）通过愈合基台周围及软组织处理获得最佳的种植体周围软组织美学效果。

【护理措施】

1. 术前指导

（1）使用合适的语言和谈话方式与病人进行有效沟通，及时评估病人的心理状况并进行个性化的心理护理。

（2）为病人进行口内及口周消毒前应告知病人会出现恶心等不适情况，请病人耐心配合。

（3）进行局部麻醉操作后，应及时安慰病人，指导其放松。待病人完全放松无不适后再进行手术。

（4）术中应及时了解并尽量满足病人的需求，尽量使用安慰性和鼓励性语言指导病人配合手术。适当使用礼貌的肢体语言如轻抚手臂、肩膀等，协助病人侧头张口等。

（5）术中医护人员应尽量避免谈论与治疗无关的话题，取放器械轻拿轻放，避免发出较响的声音引起病人不适。

（6）术后对于病人术中的良好配合给予表扬和感谢。

2. 用物准备

（1）无菌手术包准备：种植二期包。

（2）一次性用物准备：无菌瓶镊罐、棉签、5ml 冲洗空针、吸唾管、手术刀片、缝针和缝线等。

（3）药物准备：无菌生理盐水 1 瓶、局部麻醉药。

（4）特殊用物准备：与种植体匹配的愈合基台和所需配套工具、洁治器、骨凿、环形骨刀等特殊用物。

（5）种植手术文书准备：种植治疗病历、手术知情同意书。

3. 护理操作

（1）术区检查及麻醉

1）迎接病人并协助其坐上椅位。

2）保障术区视野清晰、明亮。

3）医护再次核查术区及牙位。

4）协助医师进行局部麻醉。

（2）牙龈切口及翻瓣

1）传递手术刀给医师做牙龈切口，协助牵拉口角、有效吸唾。

2）分别传递剥离子、骨刮器给医师，协助医师翻开黏骨膜瓣暴露覆盖螺丝。

（3）安放愈合基台

1）传递手用螺丝改刀与固定扳手给医师，协助其取出覆盖螺丝后收回。

2）与医师双人核对愈合基台相关信息，传递手用螺丝改刀与愈合基台给医师，并协助其就位。

（4）缝合创口

1）传递缝针、缝线，协助完成创口缝合。

2）协助医师冲洗病人术区及口腔，清洁病人口周血迹。

4. 术后护理

（1）关闭手术灯，告知病人手术完成，依次取下吸唾管、无菌单、治疗巾。调节椅位至坐位，病人休息1～2分钟。

（2）将冰袋递给病人，告知病人术后注意事项并做健康指导，做好复诊预约。

（3）协助病人下椅位，送病人出手术室与家属见面。

（4）整理用物，消毒备用。

【健康指导】

1. 饮食、运动、卫生、伤口愈合参照一期术后注意事项。

2. 告知病人保持口腔卫生，减少吸烟量或禁烟，维护牙周组织健康。

3. 告知病人保持口内愈合基台清洁，可用棉签蘸清水擦拭干净；若愈合基台出现松动或脱落现象须及时就诊处理。

4. 告知病人遵医嘱按时复诊，修复复诊时间一般为术后6～8周。

（杜书芳 谢 莲）

◀ 第五节 口腔种植义齿修复病人护理 ▶

一、护理评估

1. 健康史 了解病人全身的健康状况，是否有药物过敏史，有无心血管系统疾病、呼吸系统疾病等。

2. 口腔情况 了解病人种植体植入的时间及数目，口腔卫生及伤口愈合情况。

3. 辅助检查 通过数字化牙片的检查，了解牙种植体与颌骨整合情况。

4. 心理 - 社会状况　了解病人是否存在紧张、恐惧心理；对种植义齿结构功能及美观的期望程度；病人的经济条件和社会支持系统。

二、常见护理诊断 / 护理问题

1. 舒适的改变　与治疗过程张口时间长有关。

2. 有误吞或误吸的危险　与病人体位和操作不当有关。

3. 焦虑　与担心种植义齿修复后能否满足自身的要求有关。

三、治疗要点

1. 治疗原则

（1）避免损伤病人口腔黏膜。

（2）帮助病人恢复口颌系统功能。

（3）协助医生帮助医生建立形态自然、结构稳定的最佳种植义齿。

2. 主要治疗方式　协助医生取下愈合基台，协助医生完成种植修复冠的试戴，协助医生完成种植修复冠的调颌，调制粘接材料，将种植修复冠粘接固定于基台上。

四、护理措施

（一）心理护理

1．向病人详细介绍种植义齿修复试戴过程，消除病人紧张心理。

2．耐心倾听并回答病人的问题，解除病人的疑虑。

3．告知病人操作过程中的注意事项，并指导病人如有任何不适，请举左手示意。

（二）用物准备

1. 固定义齿修复病人的用物准备

（1）常规用物同种植印模制取。

（2）试戴用物：咬合纸、牙线、去冠器、砂石针及金钢砂钻针。

（3）特殊用物：基台封洞材料、瓷粉充填器、种植修复工具。

（4）其他用物：棉签、75% 乙醇等。

2. 可摘取义齿修复病人的用物准备

（1）常规用物同种植印模制取。

（2）试戴用物：咬合纸、去冠器、砂石针及金钢砂钻针。

（3）特殊用物：种植修复工具。

（4）其他用物：棉签、75% 乙醇等。

（三）护理操作

1. 种植单冠修复病人的护理操作

（1）协助病人取舒适体位，讲解相关注意事项，给予心理护理，消除病人紧张情绪。

（2）移除愈合帽，固定基台，传递螺丝改刀，牵拉口角，协助医师取下愈合帽；传递冲洗液冲洗种植体基台就位面，及时吸唾；传递基台与扭矩扳手给医师，协助将基台固位在种植体上。

（3）医师试戴修复冠时，根据需要及时传递所需用物。种植义齿修复体试戴就位，咬合调改合适，病人满意后，准备粘固。

（4）将纱球递给医师做口内隔湿，备 75% 乙醇棉球于治疗盘内，消毒、吹干修复体和基台。

（5）遵医嘱准备封孔材料，及时吸唾，协助医师封孔。

（6）粘接固位：调拌粘固剂，将调拌完成的粘固材料均匀涂布于修复体内径凹面，迅速递与医师协助就位于基台上。

（7）螺丝固位：如种植义齿选用螺丝固位，传递手用改刀协助医师旋紧中央螺丝。协助医师封闭修复体螺丝孔底端并使其就位，做到及时有效吸唾。

2. 种植覆盖义齿修复病人的护理操作

（1）协助医师安装基台、阳性部件等上部结构。

（2）协助医师用专用扳手加力，及时有效吸唾。

（3）协助医师在基台阳性部件上套塑料隔离垫圈（避免粘接材料溢入就位道形成倒凹），将基台阴性部件安装于阳性部件上。

（4）及时有效吸唾，协助医师调改义齿。

（四）术后护理

1. 关闭治疗灯，告知病人治疗完成，依次取下吸唾管、治疗巾。调节椅位至坐位，病人休息1～2分钟。

2. 告知病人治疗后注意事项并做健康指导，做好复诊预约。

3. 协助病人下椅位，送病人出治疗室与家属见面。

4. 整理用物，消毒备用。

五、健康指导

1. 嘱病人不可用修复体撕咬食物或咀嚼过硬食物，以免损坏修复体。

2. 告知病人种植义齿修复体戴入后如有不适，立即到医院复诊，并遵医嘱定期复查。

3. 教会行覆盖义齿修复的病人正确摘戴方法，强调需做好义齿的日常清洁与维护，保持义齿及口内基台等部件的良好性能。

4. 指导病人正确刷牙，保持良好的口腔卫生。

5. 鼓励病人戒烟酒，减少对种植体支持组织的局部刺激。

6. 向病人解释种植牙与天然牙的区别，并对其进行针对性的心理调适，指导病人正确认识并接受种植修复义齿的效果。

（杜书芳）

◀ 第六节 口腔种植病人牙周维护 ▶

牙周维护治疗也称牙周支持治疗，包括控制各种致病因素，重建细菌微生物与牙周组织间的平衡关系，最终恢复整个牙列附着组织的稳定，是牙周临床治疗的重要组成部分。牙周维护治疗不仅贯穿牙周病病人的终身，而且与种植治疗长期临床效果的维持也有着密切关系，甚至关系到其治疗计划的成败。临床为了使疗效最优化，医师要从整体把握牙周与其他口腔治疗的动态关系，所有的牙周治疗都要考虑对种植的影响。

一、口腔种植病人牙周维护的意义

种植体修复后的牙周维护是种植修复过程中的一个重要组成部分，是预防种植修复体周围炎的关键，是种植修复体是否成功的重要因素。由于病人对种植修复后的牙周维护重视程度不够,菌斑堆积,刺激机体发生炎性反应,种植修复体周围组织炎病变可突破黏膜屏障及骨组织,导致附着丧失及骨吸收,最终会导致种植体松动脱落而失败。

牙周维护能够显著提高种植修复体周围边缘骨稳定性,从而提高种植成功率。对重度牙周炎致无牙颌病人种植修复的中短期效果进行分析,指出必须加强种植修复体维护以提高病人中短期存留率。

二、口腔种植病人牙周维护的方法

1. 口腔种植病人专业维护

(1)种植义齿的维护治疗是由种植专科医师对种植义齿进行专科检查和对症处理。复诊时间常规在种植修复后 1 周、1 个月、3 个月、6 个月和 1 年,以后每半年或 1 年复诊 1 次。复诊时间应根据病人的依从性和口腔菌斑控制情况进行相应调整,依从性差或口腔菌斑控制不良的应增加复诊次数。

(2)可定期使用超声波洁治、机械性洁治,洁治需要使用专用的牙周洁治器械,而种植术后,碳纤维洁治器头的效果更好,不可用普通的牙周洁治器、刮治器等对种植牙进行洁治和刮治,否则会损伤种植体表面。

2. 口腔种植病人自我维护 口腔中有种植牙时,病人应特别注意种植牙的卫生状况,指导病人清洁的重点部位是种植牙的颈部以及周围的牙龈组织,应使用软毛、刷毛尖端经过磨毛处理的牙刷。除了坚持每天早晚刷牙 1 次、饭后漱口之外,由于种植牙的颈部一般较天然牙缩窄,尤其是后牙,两牙之间的牙间隙相对较大,应使用牙线或牙间隙刷清洁牙齿邻面和牙间隙的食物残渣和牙垢。

知识拓展

All-on-4 种植技术

无牙颌是口腔修复临床中的常见病例,对病人的外貌、发音、咀嚼功能和社交等产生很大影响。全口义齿修复是传统的无牙颌修复治疗方法,但由于缺少固位基牙,以及牙槽骨的吸收和软组织的萎缩变薄,使得全口义齿的固位和稳定性较差,咀嚼效率不高,常出现黏膜压痛溃疡,修复效果令人不尽满意。随着口腔种植技术的发展,种植体的应用大大地提高了全口义齿的固位和稳定,提升了无牙颌病人咀嚼效率以及使用舒适度。但是,对于部分牙槽嵴严重萎缩的无牙颌病人,种植修复经常面临骨量不足的问题。对此,为减少手术并发症,有学者提出了 All-on-4 种植修复方案。此方案是指在近中植入 2 枚垂直植体,远中植入 2 枚朝向上颌窦前壁的倾斜植体;上颌骨骨量不足时,远中采用 2 枚穿颧种植体代替倾斜植体;骨量严重不足时,4 枚植体可全部采用穿颧种植体。它是基于 CBCT+3D+ 种植导板技术,无痛微创,即刻种植即刻戴牙。All-on-4 速导种植牙技术的目的是通过仅使用四个种植体支撑即刻负重的全口无牙颌修复体,为缺齿病人实施修复。即使在骨量最小的情况下也可实现稳定性。通过倾斜两个后牙种植体,可以在骨量最小的情况下使用较长的种植体,从而增大骨骼与种植体的接触面,降低对垂直骨移植的需求。倾斜的后牙种植体可以固定在质量更高的前牙区颌骨中,通过减小悬臂而更好地支撑修复体。All-on-4 种植技术的优点是最大化地利用可用骨,避免骨移植,可行即刻修复,术后 24 小时内可佩戴临时固定义齿,行使咀嚼功能,减少病人缺失牙的时间,提高无牙颌病人的生活质量。

1. 什么是牙种植体植入术？
2. 常用的种植材料、器械有哪些？
3. 口腔种植体植入术病人的护理评估要点是什么？
4. 口腔种植病人牙周维护的方法有什么？

（杜书芳）

第四章

口腔正畸病人护理

　　1. 掌握口腔正畸护理主要操作技术；口腔正畸病人口腔健康维护的方法。
　　2. 熟悉口腔正畸科常用材料。
　　3. 了解口腔正畸科常用器械。

　　口腔正畸护理贯穿于病人正畸治疗全过程，护士不仅需全面了解口腔正畸基础知识、基本理论，还需掌握口腔正畸护理操作技术和四手操作配合技术，与医师密切合作，确保正畸矫治疗程的顺利进行，并且按护理程序为病人提供全程、无缝的优质护理服务。

◀ 第一节　口腔正畸科常用材料及器械 ▶

一、常用材料

（一）印模材料与模型材料

1. 印模材料　常用藻酸盐类印模材料和硅橡胶印模材料（详见第二章"口腔修复病人护理"第一节相关内容）。

2. 模型材料　常用石膏和超硬石膏（详见第二章"口腔修复病人护理"第一节相关内容）。

（二）粘接材料

1. 玻璃离子水门汀　主要用于粘固带环或咬合垫高（详见第二章"口腔修复病人护理"第一节相关内容）。

2. 釉质粘接剂

（1）成分：树脂基质、稀释剂、粘接性单体、促进剂等，光固化型粘接剂还含有光敏剂。

（2）性能：粘接强度可达 20～35MPa，有化学固化和光固化两种固化方式，在口腔环境中可缓慢释放氟离子。

（3）用途：主要用于粘接矫治器及附件等。

（4）注意事项：大多数釉质粘接剂具有疏水性，操作中要注意隔湿。

（三）活动矫治常用材料

1. 不锈钢丝

（1）成分：不锈钢合金。

（2）性能：良好的耐腐蚀性能。

（3）用途：用于制作活动矫治器的固位部分和加力部分。

（4）注意事项：常用直径规格为 0.5～1.2mm，根据需要选择合适直径的不锈钢丝。使用时勿用力过大、多次反复打折。

2. 分离剂 用于制作活动矫治器时分离自凝树脂和石膏，或粘接隐形矫治器附件时分离粘接树脂和附件模板，常用藻酸盐分离剂（详见第二章"口腔修复病人护理"第一节相关内容）。

3. 自凝树脂 用于制作活动矫治器基托，基托是活动矫治器的连接部分，外形与活动义齿基托相似（详见第二章"口腔修复病人护理"第一节相关内容）。

4. 焊媒

（1）成分：银焊媒的成分包括无水硼砂、氯化钾（氯化钠）、氟化钠。锡焊媒的成分是正磷酸。

（2）性能：熔点低于焊接材料，熔化后流动性好。

（3）用途：可防止被焊接金属表面氧化，清除金属表面的氧化膜及降低金属表面与液态金属的表面张力，保证钎焊过程顺利进行。

（4）注意事项：使用时要使其完全熔化。

5. 焊接合金

（1）成分：银焊合金的主要成分为银、铜和锌。锡焊合金的主要成分为锡和铅。

（2）性能：焊接合金的熔化温度必须低于被焊接的合金，熔化后流动性好，与被焊接合金牢固结合。

（3）用途：焊接合金是用于钎焊的材料，临床上用于焊接支抗带环、螺旋扩弓器、活动矫治器等。

（4）注意事项：使用时要使其完全熔化，均匀到达焊接界面，与被焊接合金牢固结合。

6. 牙科膜片

（1）成分：主要成分是树脂。

（2）性能：可通过压膜机热压成形。

（3）用途：用于制作保持器、间接粘接托槽转移托盘、阻鼾器、夜磨牙颌垫等。

（4）注意事项：常用规格有 0.75mm、1.0mm、1.5mm、2.0mm，根据不同用途选择合适厚度的牙科膜片。

（四）固定矫治常用材料

1. 矫治弓丝

（1）成分：不锈钢丝的主要成分是铁、铬、铜和少量碳。镍钛合金丝的主要成分是镍、钛和少量钴。钴铬合金丝的主要成分是钴、铬、镍、铁、钼和锰。

（2）性能：强度高，具有较大的有限回弹性，可成形性良好，生物相容性高，环境稳定性高，表面摩擦力低。

（3）用途：是固定矫治中的主要力源，弓丝通过托槽对牙施以各种类型的矫治力。

（4）注意事项：根据弓丝粗细、横截面形状、弹性模量选择合适的弓丝。

2. 托槽

(1) 成分：托槽由不锈钢、生物陶瓷或复合树脂等材料制成。

(2) 性能：强度高，精度高，生物相容性好，不释放有毒物质，高耐腐蚀性。

(3) 用途：托槽是矫治力的传力装置，将弓丝的矫治力传递到牙齿从而移动牙齿。

(4) 注意事项：托槽粘接位置要准确。

3. 带环和颊管

(1) 成分：由不锈钢或合金制成。

(2) 性能：强度高，生物相容性好，不释放有毒物质，高耐腐蚀性。

(3) 用途：带环的作用与托槽相同，也是传力装置。颊管是供弓丝末端插入的矫治附件。

(4) 注意事项：根据牙齿大小选择不同型号的预成带环，对形态变异的磨牙可以制作个别带环。颊管多附有牵引钩，使用时，牵引钩弯向远中。

4. 临时种植支抗体

(1) 成分：大部分由纯钛或钛合金制成。

(2) 性能：良好的生物相容性，足够的硬度。

(3) 用途：植入牙槽骨内，用于加强正畸支抗。

(4) 注意事项：在应用过程中，应密切关注病人的口腔卫生情况，避免种植体周围炎症导致种植体脱落。

二、常用器械

1. 持针器（图 4-1）

(1) 用途：用于结扎、拆除弓丝，及各种辅助装置和物体的夹持。

(2) 注意事项：持针钳关节应开闭灵活，工作端夹持物品稳固。

2. 冠剪（图 4-2）

(1) 用途：用于切断结扎丝、橡皮链，修整带环边缘等。

(2) 注意事项：避免损坏刀刃。

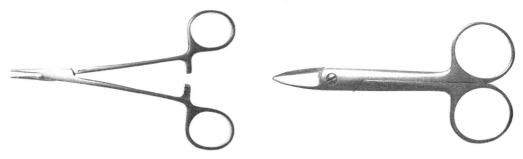

图 4-1　持针器　　　　　　　　　　　图 4-2　冠剪

3. 末端切断钳（图 4-3）

(1) 用途：用于切断牙弓最末一颗托槽或颊面管后方多余弓丝。

(2) 注意事项：避免损坏刀刃。

4. 末端回弯钳（图 4-4）

(1) 用途：用于回弯弓丝末端。

(2) 注意事项：轻拿轻放，避免损坏工作端。

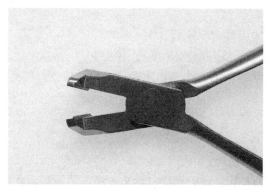

图 4-3 末端切断钳

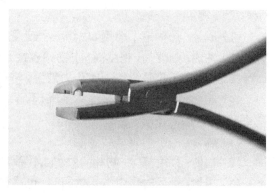

图 4-4 末端回弯钳

5. 细丝钳(图 4-5)

(1)用途:用于弯制各类弓丝的精细弯曲。

(2)注意事项:弯制的圆丝不超过 0.6mm,或方丝不超过 0.55mm×0.71mm。

6. 细丝切断钳(图 4-6)

(1)用途:用于切断结扎丝。

(2)注意事项:仅用于切断结扎丝,以免损坏刀刃。

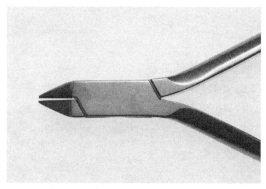

图 4-5 细丝钳

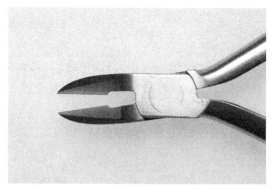

图 4-6 细丝切断钳

7. 带环挺(图 4-7)

(1)用途:用于推压带环边缘使其就位。

(2)注意事项:使用后及时清除带环挺上的粘接材料。

8. 磨牙带环就位器(图 4-8)

(1)用途:利用病人的咬合力帮助带环就位。

(2)注意事项:使用后及时清除磨牙带环就位器上的粘接材料。

9. 去带环钳(图 4-9)

(1)用途:用于去除粘固在牙齿上的带环。

(2)注意事项:轻拿轻放,避免工作端损坏。

10. 去托槽钳(图 4-10)

(1)用途:用于去除粘接在牙面上的金属或陶瓷托槽。

(2)注意事项:轻拿轻放,避免工作端损坏。

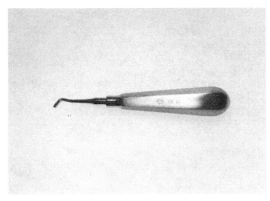

图 4-7　带环挺

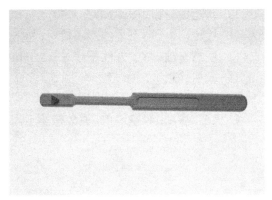

图 4-8　磨牙带环就位器

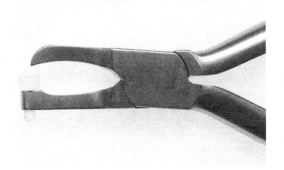

图 4-9　去带环钳

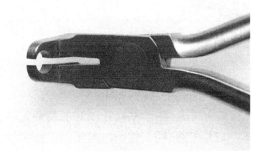

图 4-10　去托槽钳

11. 粘接剂去除钳（图 4-11）

（1）用途：用于去除牙面上的粘接剂。

（2）注意事项：轻拿轻放，避免损坏工作端。

12. 梯形钳（图 4-12）

（1）用途：用于弯制方丝弓小圆曲。

（2）注意事项：轻拿轻放，避免损坏工作端。

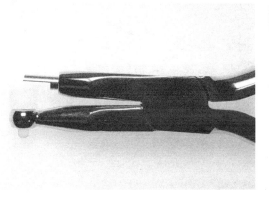

图 4-11　粘接剂去除钳

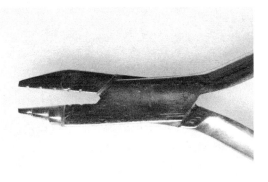

图 4-12　梯形钳

13. 转矩成形钳（图 4-13）

（1）用途：用于弯制方丝形成转矩、协调弓形等，可成对使用。

（2）注意事项：弯制方丝不超过 0.55mm×0.71mm。

14. 牵引钩钳（图 4-14）

（1）用途：用于将牵引钩固定于弓丝上。

（2）注意事项：轻拿轻放，避免损坏工作端。

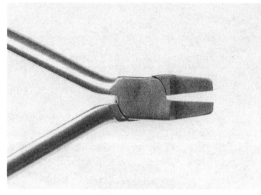
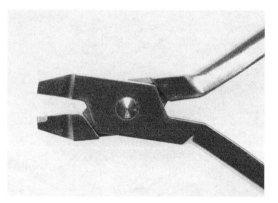

图 4-13 转矩成形钳　　　　　图 4-14 牵引钩钳

15. 托槽定位器（图 4-15）

（1）用途：用于粘接托槽时的精确定位。

（2）注意事项：使用时勿接触工作尖端，以免造成锐器伤。

16. 方丝成型器（图 4-16）

（1）用途：用于弓丝成型，初步使直方丝弯制成牙弓形状。

（2）注意事项：避免槽沟内留存杂物，保持槽沟清洁。

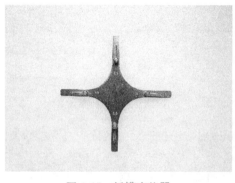
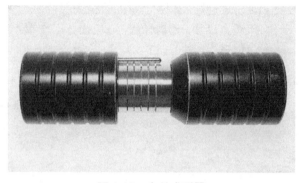

图 4-15 托槽定位器　　　　　图 4-16 方丝成型器

17. 拉钩（图 4-17）

（1）用途：用于正畸拍照时牵拉口角，暴露口腔牙列，正畸拍照的辅助工具。

（2）注意事项：保持拉钩表面光滑。

18. 反光板（图 4-18）

（1）用途：拍摄时所用的反射辅助工具，用于拍摄上、下牙列的𬌗面照。

（2）注意事项：避免出现镜面划痕。

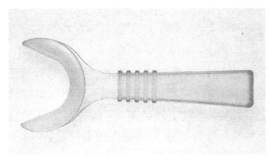

图 4-17　拉钩

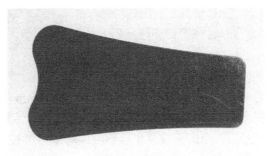

图 4-18　反光板

19. 测力计（图 4-19）

（1）用途：用于测量矫治力值的大小。

（2）注意事项：定期检查，保证测量准确。

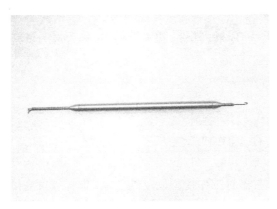

图 4-19　测力计

20. 印模材料与模型材料调拌刀　详见第二章"口腔修复病人护理"第一节相关内容。

21. 水门汀调拌刀　详见第二章"口腔修复病人护理"第一节相关内容。

22. 雕刀　详见第二章"口腔修复病人护理"第一节相关内容。

（刘漫丽　张　莉）

◀ 第二节　口腔正畸主要护理操作技术 ▶

一、印模材料调拌术

【技术简介】

印模材料调拌技术是将印模材料按照一定水粉比例调拌，放置于托盘上，制取病人牙、牙弓、牙槽、基骨、腭盖等形态的阴模。

【操作目的】

复制病人牙、牙弓、牙槽、基骨、腭盖等形态的阴模，用以灌注石膏模型。

【适用范围】

正畸治疗病人。

【操作步骤】

同第二章"口腔修复病人护理"第二节。

【注意事项】

1. **托盘选择** 根据病人牙弓的大小、错𬌗的情况选择合适的有孔托盘。托盘尽量与牙弓协调一致,托盘与牙弓两侧应有 3～4mm 间隙,以容纳印模材料,其翼缘不能超过黏膜转折,在唇、颊系带部位应有相应的切迹,上颌托盘后缘应盖过上颌结节,下颌托盘后缘应盖过最后一个磨牙或磨牙后垫区。对牙弓过长、牙弓畸形等特殊病人需制作个别托盘。

2. **防止印模脱模** 用医用 1cm×13cm 规格胶布沿托盘唇颊侧边缘粘贴,利用胶布粘贴方法增加固位,从而防止印模脱落。

二、石膏模型灌注术

【技术简介】

同第二章"口腔修复病人护理"第二节。

【操作目的】

精确复制病人牙、牙弓、牙槽、基骨、腭盖等形态,作为病历资料保存或作为制作矫治器及模型分析的载体。

【适用范围】

正畸治疗病人。

【操作步骤】

同第二章"口腔修复病人护理"第二节。

【注意事项】

1. 根据拟制作的矫治器对工作模型硬度的要求,选择硬度合适的模型材料,既能够进行模型修整,使模型整洁、解剖形态清楚,又避免模型破损影响矫治器的制作。

2. 记存模型需灌注较大、较厚的石膏底座,以备修整打磨用。

三、记存模型修整术

【技术简介】

记存模型修整术是利用石膏打磨机将记存石膏模型底座按标准打磨成一定形状。

【操作目的】

使记存模型整齐、美观,准确反映病人牙𬌗情况,作为临床诊断、治疗设计和评估治疗效果的重要资料。

【适用范围】

正畸治疗病人。

【操作步骤】

修整模型的方法有两种,模型修整器修整法和成品橡皮托成形法。成品橡皮托成形法已较少使用,本节仅介绍模型修整器修整法。

1. **操作前准备**

(1)环境准备:宽敞、明亮、整洁。

(2)护士准备:戴口罩、帽子。

(3)用物准备:石膏模型、模型修整器、红色铅笔、蜡𬌗制作用物(红蜡片、酒精灯)。

2. 核对殆关系并做记录　在病人口中核对殆关系,用红色铅笔在双侧上颌第一磨牙近中颊尖垂直向下画线至下颌磨牙。

3. 修整上颌模型

(1)底座底面:使上颌模型基底面与咬合平面平行,底座的厚度约为模型上颌尖牙牙尖到前庭沟底总高度的1/2。

(2)底座后壁:使其与模型底面及牙弓中线垂直,注意保留上颌结节。

(3)底座侧壁:使其与双尖牙及磨牙颊尖平行。

(4)底座前壁:上颌使呈尖型,其尖应对准上颌模型的中线。

(5)底座夹壁:将上颌模型的后壁与两侧壁所形成的夹角磨去,使之形成夹壁,并与原夹角的平分线垂直。

4. 修整下颌模型

(1)底座底面:将上、下颌模型按已核对好的咬合关系对合起来,使下颌模型的底面与上颌模型的底面平行,上、下模型对合后的总高度约等于上颌模型高度的两倍。

(2)底座后壁、侧壁、夹壁:以上颌模型为基准,修磨下颌模型的后壁、侧壁及夹壁,使之与上颌模型一致。

(3)底座前壁:下颌模型前壁为一弧形,与牙弓前段外形相似。

【注意事项】

1. 修整一般应在模型干燥后进行。

2. 修整前核对殆关系,根据病人口内情况做好标记,有开殆等情况需要制作蜡殆记录,才能保证研究模型准确反映病人的牙殆关系。

3. 由于模型在修整过程中咬合关系记录可能不够清晰,应用彩色笔再次画上记录上、下第一恒磨牙的咬合关系线,然后在上、下模型后壁上,标写病人姓名、性别、年龄以及取模的时间、编号。

四、玻璃离子水门汀调拌术

【技术简介】

同第二章"口腔修复病人护理"第二节。

【操作目的】

用于粘接带环、垫高咬合。

【适用范围】

粘固带环病人、垫高咬合病人。

【操作步骤】

同第二章"口腔修复病人护理"第二节。

【注意事项】

1. 正畸科多用于粘固带环和升高咬合,需要调拌成稠糊状。

2. 根据带环大小、带环与牙齿贴合程度调拌适量的材料。

五、硅橡胶(手混型)印模制取术

【技术简介】

同第二章"口腔修复病人护理"第二节。

【操作目的】

复制病人牙、牙弓、牙槽、基骨、腭盖等形态的阴模,用于制作定制式矫治器。

【适用范围】

隐形矫治器正畸治疗病人、舌侧矫治器正畸治疗病人。

【操作步骤】

1.操作前准备

(1)环境准备:宽敞、明亮、整洁。

(2)护士准备:洗手、戴口罩。

(3)用物准备:硅橡胶印模材料、硅橡胶注射枪、托盘、塑料薄膜、剪刀、聚乙烯塑料手套、口杯。

(4)病人准备:全身情况良好,口腔清洁。

2.制取初次印模 按1:1的比例取适量硅橡胶膏体基质和催化剂材料,将两种材料揉和约30秒,颜色均匀后搓成条状,放置于托盘上,用手轻轻压实,材料与托盘之间不留空隙。在印模材料上覆盖一层塑料薄膜,将托盘传递给医生制取初次印模。

3.制取二次印模 弃去初次印模上的塑料薄膜,将精细材料均匀地注射到初次印模上,传递给医生制取二次印模。

4.制取咬合记录 与制取初次印模方法相同,取适量硅橡胶膏体基质和催化剂材料揉搓成条状,稍长于病人牙弓长度,传递给医生制取𬌗印模。

5.制取完成后,协助病人漱口、清洁面部、下椅位。

【注意事项】

1.操作前评估病人牙弓大小,取量适宜。

2.制取初次印模时,不能戴乳胶手套混合揉捏硅橡胶基质和催化剂,以免影响硅橡胶材料固化。

六、透明压膜保持器制作术

【技术简介】

透明压膜保持器的制作技术是指用压膜机把加热成型的膜片在石膏模型上热压成型,并修剪、打磨适合正畸病人戴用的保持器的技术。

【操作目的】

制作透明压膜保持器供正畸保持器病人佩戴,防止错𬌗畸形复发。

【适用范围】

正畸固定矫治结束病人。

【操作步骤】

1.操作前准备

(1)环境准备:宽敞、明亮、整洁。

(2)护士准备:洗手、戴口罩。

(3)用物准备:石膏模型、雕刻刀、石膏及调拌用具、膜片、膜片剪、砂纸、压膜机。

2.修整石膏模型 检查石膏模型有无小瘤、有无过深倒凹,必要时去除小瘤,填补倒凹。

3.压制膜片 把石膏模型放入压膜机底座,把膜片放入压膜机膜片固定圈,启动压膜

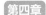

机,将膜片在石膏模型上热压成型,冷却后取下成型的膜片。

4. 修整保持器 用膜片剪剪除多余膜片,用砂纸将透明压膜保持器边缘打磨光滑。

5. 清洁消毒 冲洗干净透明压膜保持器,消毒备用。

【注意事项】

1. 石膏模型、压膜机底座处于水平位,避免加压过程中损坏石膏模型。

2. 修剪透明压膜保持器的高度应平牙齿颈缘,长度需覆盖远中最后一颗牙齿,以达到将牙齿固定在矫治后的位置上、避免复发的目的。

3. 透明压膜保持器边缘要打磨光滑,以免损伤病人口腔黏膜。

(刘漫丽)

◀ 第三节 口腔正畸护理概论 ▶

一、护理评估

口腔正畸病人的护理评估包括评估病人的健康史、口腔情况、病人的全身状况及心理、社会、文化、经济等方面内容,为护理诊断、护理计划及护理措施提供依据。

(一)健康史

询问病人有无鼻炎、扁桃体炎、佝偻病等可引起错𬌗畸形的相关病史,有无家族遗传史,判定其患病因素。是否有结核及内分泌等疾病,有无鼻旁窦、扁桃体和鼻咽部疾患。

(二)身体状况

1. 个别牙齿错位(图 4-20) 个别牙偏离在牙弓的正常位置,包括牙齿的唇向错位、颊向错位、舌向错位、腭向错位、近中错位、远中错位、高位、低位、转位、易位、斜轴等。

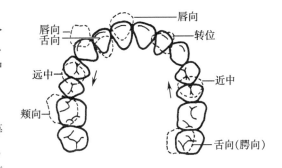
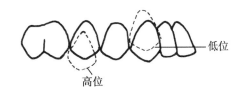

图 4-20 个别牙齿错位

2. 牙弓形态和牙齿排列异常 牙列拥挤(图 4-21)或牙列稀疏(牙间隙)(图 4-22)、牙弓狭窄(图 4-23)或牙弓宽大。

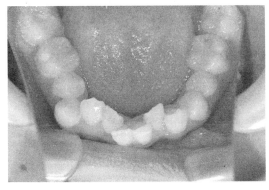

图 4-21 牙列拥挤

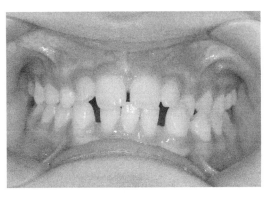

图 4-22 牙列稀疏

3. 牙弓、颌骨、颅面关系的异常 前牙反𬌗（图 4-24）；上、下牙弓前突，双颌前突（图 4-25）；前牙深覆盖，远中错𬌗，上颌前突（图 4-26）。一侧反𬌗，颜面不对称（图 4-27）。

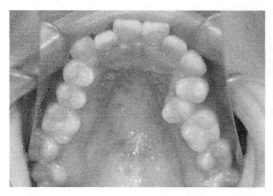

图 4-23 牙弓狭窄

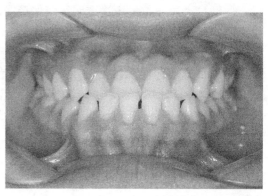

图 4-24 前牙反𬌗

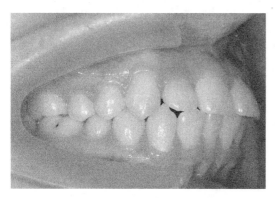

图 4-25 上、下牙弓前突，双颌前突

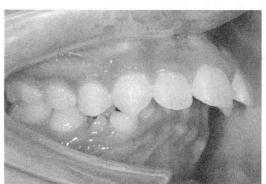

图 4-26 前牙深覆盖，远中错𬌗，上颌前突

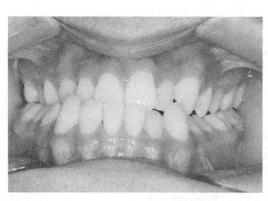

图 4-27 一侧反𬌗，颜面不对称

（三）辅助检查

1. 影像学检查 正畸治疗拍摄的 X 线片包括两类，一类是二维 X 线片，一类是 CBCT。目前常规拍摄头颅侧位片（二维 X 线片）和 CBCT，用于诊断分析和治疗设计，以及治疗前

后疗效的评价。必要时拍关节片、手腕片、牙片。

2. 模型分析　通过获取病人的牙齿模型，了解牙齿的大小、排列、咬合等情况，并且通过专业的模型测量分析，获得客观的测量数据，以帮助医师诊断和制订治疗方案。

3. 拍摄照片　包括拍摄病人面部和口内相片，记录病人在治疗前的面型及牙𬌗情况，以及治疗中、治疗后的变化。

4. 数字化辅助检查　包括口内扫描、面部扫描等，常用于无托槽隐形矫治、舌侧矫治、个性化精准治疗等。

5. 实验室检查　包括乙肝两对半、丙肝、HIV 抗原等血液检查，主要目的一是为了排除全身及血液系统的相关疾病，用于确定防护级别；二是为了防止病人间的交叉感染，最大程度保障病人的治疗安全。

（四）心理 – 社会状况

了解病人对自身错𬌗畸形的认知情况，有无焦虑心理及通过治疗想要达到的效果，对正畸治疗的配合程度和耐受力；了解病人对治疗相关知识及日常保健知识的掌握程度，病人对治疗费用的承受能力。

二、常见护理诊断 / 护理问题

1. 疼痛　与矫治器的机械力作用于牙齿和口腔黏膜有关。
2. 口腔黏膜改变：口腔黏膜破损或形成溃疡　与矫治器的机械力作用有关。
3. 自我形象紊乱　与错𬌗畸形有关。
4. 焦虑　与病人正畸治疗前的紧张、担忧有关。
5. 知识缺乏　与病人及家属缺乏正畸矫治的相关知识，且病人在正畸治疗期间的口腔健康维护知识较少，期望值过高有关。
6. 潜在牙周炎　与戴上矫治器后牙齿清洁困难或方法不当有关。

三、护理措施

1. 开诊前的准备
（1）环境准备：诊室要求清洁、整齐、安静、舒适、美观、宽敞；光线充足、明亮。每天需开窗通风 2 小时以上，保持空气流通。
（2）人员准备：洗手，戴口罩，着装规范，必要时戴上手套。
（3）用物准备：备好瓶镊罐、75% 乙醇棉、3% 过氧化氢棉、敷料盒、调拌用具、常用材料、器械及一次性物品、口腔检查器械、检验单、X 线摄片申请单等。复诊病人，根据治疗需要准备相应的特殊器械、材料、病人的模型、病历资料等。
（4）病人准备：了解当日医师的出诊情况及病人预约情况。

2. 接诊工作
（1）态度和蔼、主动热情接待病人。
（2）根据挂号顺序准确分诊、正确引导，请候诊病人及陪同人员到候诊室集中候诊，并给予安抚，让其耐心等待，听从安排，依次就诊。
（3）耐心解释病人咨询的问题或疑问，做到首问负责。
（4）请复诊病人先自行刷牙后等待就诊。

3. 护理操作
（1）调整椅位，引导病人上椅位，调节光源，围好胸巾，让病人处于舒适的体位。

（2）根据治疗需要准备用物、材料。向病人解释清楚每一项具体治疗中的感受、注意事项及配合。如有不适，请举左手示意。

（3）对戴活动矫治器治疗的病人协助加力、调磨；对戴固定矫治器的病人协助粘接带环、托槽及其他附件。

（4）各项治疗完成后，交代清楚注意事项。调节椅位时提醒病人，确保病人安全下椅位。

（5）预约复诊时间，请病人按时就诊。

（6）整理用物，分类处理，消毒备用。

四、健康指导

通过健康指导，不仅能了解病人对该病情的认知情况，更能促进医患关系。护士应向病人进行以下几方面的健康指导：

1. 向病人及家属讲清楚保持口腔卫生在正畸治疗过程中的重要性。指导病人正确刷牙。

2. 按时复诊的重要性。一般佩戴固定矫治器的病人是每4～6周复诊一次，如果治疗过程中出现托槽、带环松脱，钢丝断裂等情况时，应及时与医生联系，随时就诊，如果不按时复诊或长期不复诊，势必影响治疗的进展，达不到预期的治疗效果。

3. 对初戴矫治器的病人要向其说明保持口腔卫生的注意事项。

4. 初戴矫治器后，带环和托槽可能会刺激唇颊黏膜引起疼痛，如果不严重，随着佩戴时间增长而逐渐减轻，一般一周左右即可适应。如有溃疡可在带环或托槽上抹保护蜡缓解刺激，并对局部溃疡进行涂碘酚、碘甘油等相应处理。

（李月梅　毕小琴）

◀ 第四节　错𬌗畸形活动矫治病人护理 ▶

案例导入

病人，女，4岁，家长主诉患儿"地包天"求治。牙齿畸形1年，未曾正畸治疗。否认全身性急、慢性疾病，否认外伤史和药物过敏史，有家族遗传史（母亲、姐姐）。检查发现乳牙期，52、51、61、62牙反𬌗。取上颌印模，制作𬌗垫舌簧矫治器。告知家长由于有家族史，替牙后可能需再次治疗。

请思考：

1. 活动矫治病人常见的护理问题有哪些？

2. 如何做好活动矫治病人的口腔健康维护？

活动矫治的特点是矫治器附于病人牙或黏膜上，病人可以自行摘戴，复诊时取下，经医生调整加力后再戴入口内。无托槽隐形矫治器是一组序列透明隐形矫治器，该矫治器可自行摘戴，按照固位方式分类也属于活动矫治器。

一、病因与发病机制

病因与发病机制同第一章"绪论"第三节相关内容。

二、护理评估

1. 健康史　询问病人有无全身性急、慢性病史，药物过敏史，慢性疾病家族遗传史；了解病人生长发育情况。询问病人有无错𬌗畸形家族遗传史，了解牙替换情况、饮食结构，有无口腔不良习惯，是否接受过正畸治疗。

2. 身体状况　了解病人牙齿、牙弓、牙列、颌骨畸形类型和程度，面型及侧貌情况。了解病人有无颞颌关节紊乱、牙周疾病、牙体牙髓疾病等。

3. 辅助检查　通过放射检查、照相检查、模型检查了解病人颅、颌、牙、面部的硬、软组织状况；通过实验室检查了解有无感染性疾病。

4. 心理-社会状况　评估病人对自身错𬌗的认识、正畸治疗的动机、矫治效果的期望值、病人家属对正畸治疗的态度等。了解病人及家属的文化层次、合作程度。

三、治疗要点

1. 根据病情制订治疗方案。
2. 制作活动矫治器。
3. 初戴活动矫治器。
4. 矫治器定期加力。

四、常见护理诊断/护理问题

1. 疼痛　与矫治器的机械力作用于牙齿有关。
2. 舒适度改变　与矫治器摩擦或刺伤致口腔黏膜破损或形成溃疡有关。
3. 知识缺乏：病人及家属缺乏正畸矫治的相关知识。
4. 不合作　与病人依从性低、需要经常复诊有关。
5. 潜在釉质脱矿　与口腔清洁差、釉质酸蚀不当有关。

五、护理措施

（一）戴用活动矫治器病人的护理

1. 术前指导　告知病人操作过程及注意事项，治疗操作中有不适时举左手示意。

2. 用物准备
(1) 常规用物：检查盘、口镜、探针、牙用镊、口杯。
(2) 调改矫治器用物：低速直机、磨头、咬合纸、技工钳、自凝树脂及调拌器具。

3. 护理操作
(1) 病人准备：协助病人漱口，戴防护眼罩。
(2) 查对：核对病人姓名和矫治器。
(3) 试戴：试戴活动矫治器，询问病人有无局部压痛。
(4) 调改：需要调整或打磨活动矫治器时传递技工钳和磨头，需要加垫活动矫治器时调拌自凝树脂，传递给医生进行矫治器调整。
(5) 整理用物：及时清除调拌器具上附着的自凝树脂，可重复使用器械送供应室处理，一次性物品按感染性废物和损伤性废物分类放置。

4. 术后护理　预约复诊时间，根据医嘱预约复诊时间，一般活动矫治器每隔 2 周复诊一次,扩弓矫治器每隔2～3周复诊一次,平面与斜面导板矫治器每隔4～6周复诊一次。

(二)粘接无托槽隐形矫治器附件的护理

无托槽隐形矫治器适用范围和治疗时间与固定矫治相近,但不用粘接托槽,不影响唇面美观,可自行摘戴,更容易保持口腔卫生。无托槽隐形矫治技术是在数字模型上排布牙齿移动,并将每一个移动步骤经光固化快速成型,输出为实物模型,再以此实物模型为模具,制造出序列透明隐形矫治器。附件是由各种树脂材料制作而成,辅助矫治力施加到牙齿,实现精准控制牙齿移动、增强矫治器固位力的辅助装置。

1. 术前指导 告知病人操作过程及注意事项,治疗操作中有不适时举左手示意。

2. 用物准备

(1)常规用物:检查盘、口杯、手套、纸巾。

(2)专科用物:酸蚀剂、正畸牙面处理剂、光固化树脂、个性化附件模板。

(3)其他用物:不含氟打磨膏、打磨刷、弯机、75%乙醇小棉球、隔湿纱球、吸唾管、小棉棒、小调拌刀、涡轮机、车针、光固化灯。

3. 护理操作

(1)病人准备:协助病人漱口,戴避光防护眼罩。

(2)清洁牙面:医生打磨牙面完毕后,护士冲洗干净牙面并吸尽冲洗液。

(3)酸蚀牙面:用液状石蜡棉签涂抹病人唇部,医生放置开口器,护士询问病人有无压痛。传递纱球和牙用镊给医生隔湿。传递75%乙醇小棉球给医生擦拭牙面。护士吹干牙面,传递酸蚀剂给医生涂于病人牙面上,30～60秒后冲洗牙面,及时吸唾。更换隔湿纱球,吹干牙面。

(4)牙面上涂处理剂:用小棉棒蘸取牙面处理剂,传递给医生,医生在粘接牙面上涂一均匀薄层牙面处理剂。

(5)用树脂粘接材料充填附件模板:用流体树脂时,要让材料充填呈水平面,不能有低凹出现。用固体树脂时,充填则应压实填平,不能有空隙。

(6)附件模板就位:附件模板充填完成后传递给医生,放入口内相应牙位上用手指就位。

(7)附件固化:用光固化灯光照固化树脂,树脂未固化前模板不能移位,以免影响附件位置的准确性和粘接效果。

(8)取下附件模板:医生取下附件模板,检查附件周围有无过多粘接树脂,必要时,传递涡轮机和车针,去除多余粘接树脂。

(9)协助病人漱口,下椅位。

(10)整理用物:医疗废物分类放置,可重复使用器械送供应室处理。

4. 术后护理 根据医嘱预约复诊时间,一般每隔4～8周复诊一次。

六、健康指导

1. 提高病人依从性 讲解活动矫治器的特点以及病人配合对矫治效果的影响,提高病人的依从性。

2. 活动矫治器的使用方法 告知病人活动矫治器戴用时间、矫治器的清洗方法和存放方法。

3. 口腔卫生 指导病人做好口腔清洁,减少并发症。

4. **不适及处理** 告知病人活动矫治期间常出现的不适情况,如异物感、发音不清、疼痛等,并能采取相应的处理措施。

5. **按时复诊** 按照预约时间复诊,如矫治器有折断或压痛则需要及时联系医生复诊,不要自行调整。

◀ 第五节 错𬌗畸形固定矫治病人护理 ▶

案例导入

病人,女,15岁,主诉"牙齿不齐"求治。牙齿畸形3年,否认全身性急、慢性疾病,否认外伤史、药物过敏史、家族遗传史。检查发现恒牙期,左侧磨牙远中尖对尖关系,右侧磨牙远中尖对尖关系,前牙Ⅱ度深覆𬌗,Ⅱ度深覆盖,上颌牙列轻度拥挤,下颌牙列中度拥挤,侧貌稍凸,轻度开唇露齿。完善辅助检查,制订治疗方案,经病人和家长确认后,选用唇侧金属自锁托槽,行固定正畸治疗。

请思考:

1. 粘接唇侧托槽的护理操作流程有哪些内容?
2. 如何做好固定矫治病人的口腔健康维护?

固定矫治器系由托槽、带环、颊管、弓丝等组成,这些组成部分粘固/粘接或结扎在病人牙齿上,病人不能自行取戴,必须由医生用器械才能取下。固定矫治器一般是指托槽设计于牙齿唇侧的矫治器,而托槽设计于牙齿舌侧的固定矫治器称为舌侧矫治器。

一、病因与发病机制

病因与发病机制同第一章"绪论"第三节相关内容。

二、护理评估

1. **健康史** 询问病人有无全身性急、慢性病史,药物过敏史,慢性疾病家族遗传史;了解病人生长发育情况。询问病人有无错𬌗畸形家族遗传史,了解牙替换情况、饮食结构,有无口腔不良习惯,是否接受过正畸治疗。

2. **身体状况** 了解病人牙齿、牙弓、牙列、颌骨畸形类型和程度,面型及侧貌情况。了解病人有无颞颌关节紊乱、牙周疾病、牙体牙髓疾病等。

3. **辅助检查** 通过放射检查、照相检查、模型检查了解病人颅、颌、牙、面部的硬、软组织状况;通过实验室检查了解有无感染性疾病。

4. **心理-社会状况** 评估病人对自身错𬌗的认识、正畸治疗的动机、矫治效果的期望值、病人家属对正畸治疗的态度等。了解病人及家属的文化层次、合作程度。

三、治疗要点

1. 根据病情制订治疗方案。
2. 安置固定矫治器。
3. 矫治器定期加力。

4．保持。

四、常见护理诊断/护理问题

1. **疼痛** 与矫治器的机械力作用于牙齿有关。
2. **舒适度改变** 与矫治器摩擦或刺伤致口腔黏膜破损或形成溃疡有关。
3. **知识缺乏**：病人及家属缺乏正畸矫治的相关知识。
4. **不合作** 与病人依从性低、疗程长、需要经常复诊有关。
5. **潜在牙周炎** 与戴用矫治器后牙齿清洁困难有关。
6. **潜在釉质脱矿** 与口腔清洁差、矫治器改变口腔内环境、釉质酸蚀不当有关。

五、护理措施

（一）分牙病人的护理

1. **术前指导** 告知病人操作过程及注意事项，治疗操作中有不适时举左手示意。

2. **用物准备**

（1）常规用物：检查盘、口杯。

（2）分牙用物：分牙圈和分牙圈钳，或者分牙簧和持针钳。

3. **护理操作**

（1）病人准备：协助病人漱口，戴防护眼罩。

（2）放置分牙材料：请病人张大嘴，传递分牙材料和分牙器械，医生将分牙材料放置于要安置带环的牙与邻牙之间。

（3）协助病人下椅位。

（4）整理用物：医疗废物分类放置，可重复使用器械送供应室处理。

4. **术后护理** 根据医嘱预约复诊时间，一般3～7天复诊。

（二）粘固带环病人的护理

1. **术前指导** 告知病人操作过程及注意事项，治疗操作中有不适时举左手示意。

2. **用物准备**

（1）常规用物：检查盘、口镜、探针、牙用镊、口杯。

（2）专科用物：带环粘固剂、调拌刀、调拌玻板或调拌纸、带环、带环挺、磨牙带环就位器。

（3）其他用物：75%乙醇小棉球、75%乙醇纱球、吸唾管、小硬纸片、直机、磨石。

3. **护理操作**

（1）病人准备：协助病人漱口，戴防护眼罩。

（2）准备带环：选择合适的带环，待医生修整打磨、试戴合适后取出带环，用75%乙醇小棉球擦拭干净并吹干，放于小硬纸片上备用。

（3）清洁牙面：传递75%乙醇小棉球，医生擦拭牙齿表面后，吹干牙面。

（4）调拌粘固剂：调拌带环粘固剂呈稠糊状，用调拌刀收集粘固剂并均匀涂抹于带环内侧。

（5）安置带环：将涂有粘固剂的带环传递给医生，套入相应牙齿上。传递带环挺和磨牙带环就位器，医生将带环准确就位后，协助清理多余粘固剂。

（6）协助病人漱口、下椅位。

（7）整理用物：及时用75%乙醇纱球擦拭调拌刀、调拌玻板、带环挺、磨牙带环就位器等器械，清除其上附着的粘固剂，再送消毒供应室处理。

4. 术后护理 根据医嘱预约复诊时间，一般粘固带环和粘接托槽同时进行，每隔4～6周复诊一次。

（三）粘接唇侧托槽病人的护理（直接粘接法）

直接粘接法粘接托槽多用于唇侧托槽的粘接，本节以化学固化粘接剂粘接唇侧自锁托槽为例介绍护理方法。

1. 术前指导 告知病人操作过程及注意事项，治疗操作中有不适时举左手示意。

2. 用物准备

（1）常规用物：检查盘、口镜、探针、牙用镊、口杯。

（2）专科用物：酸蚀剂、正畸托槽粘接剂、唇侧托槽、弓丝、托槽专用镊、托槽定位尺、末端切断钳、末端回弯钳、持针钳。

（3）其他用物：不含氟打磨膏、打磨刷、弯机、液状石蜡棉签、75%乙醇小棉球、隔湿纱球、吸唾管、开口器、小棉棒、小调拌刀。

3. 护理操作

（1）病人准备：协助病人漱口，戴防护眼罩。

（2）清洁牙面：医生用打磨膏清洁、打磨牙面完毕后，护士冲洗干净牙面并吸尽冲洗液。

（3）酸蚀牙面：用液状石蜡棉签涂抹病人唇部，医生放置开口器，护士询问病人有无压痛。传递纱球和牙用镊给医生隔湿。传递75%乙醇小棉球给医生擦拭牙面。护士吹干牙面，传递酸蚀剂给医生涂于病人牙面上，30～60秒后护士冲洗牙面，及时吸唾。更换隔湿纱球，吹干牙面。

（4）粘接托槽

1）传递粘接液剂和小毛刷，医生在牙面上涂抹粘接液剂。

2）用小棉棒蘸取粘接液剂，均匀地涂抹在托槽底板上。

3）取适量粘接糊剂置于托槽底板上，医生将托槽贴在病人牙面粘接位置上，传递托槽定位尺给医生以检查托槽位置是否准确。传递探针和纱球给医生去除托槽周围溢出的粘接剂。

4）等待3～5分钟后粘固剂固化完全。

5）粘接完所有托槽后，传递牙用镊，医生取出口内隔湿纱球。

（5）安置弓丝

1）传递弓丝和口镜，医生将弓丝放入托槽槽沟内。

2）传递持针钳，医生将弓丝末端插入颊面管内。

3）传递末端切断钳，医生切断多余弓丝。

4）传递末端回弯钳，医生回弯两侧弓丝末端。

5）传递持针钳给医师以关闭托槽锁片，或传递持针钳和结扎丝给医生以结扎托槽和弓丝。

6）嘱病人活动口唇和舌体，医生也可轻揉病人颊部，让病人感觉有无弓丝扎刺口腔黏膜。

（6）协助病人漱口、下椅位。

（7）整理用物：医疗废物分类置放，器械送消毒供应室处理。

4. 术后护理 根据医嘱预约复诊时间，一般每隔4～6周复诊一次。

（四）粘接舌侧托槽病人的护理（间接粘接法）

间接粘接法粘接托槽多用于舌侧托槽的粘接,本节以粘接舌侧托槽为例介绍护理方法。

1. **术前指导** 告知病人操作过程及注意事项,治疗操作中有不适时举左手示意。

2. **用物准备**

（1）常规用物:检查盘、口镜、探针、牙用镊、口杯、手套。

（2）专科用物:酸蚀剂、间接粘接剂、舌侧托槽和舌侧弓丝、结扎丝、弓丝压入器、舌侧末端切断钳、舌侧末端回弯钳、舌侧结扎丝切断钳、持针钳。

（3）其他用物:不含氟打磨膏、打磨刷、弯机、液状石蜡棉签、75% 乙醇小棉球、隔湿纱球、吸唾管、开口器、小棉棒、小调拌刀。

3. **护理操作**

（1）病人准备:协助病人漱口,戴防护眼罩。

（2）清洁牙齿舌侧面:医生用打磨膏清洁、打磨牙齿舌侧面完毕后,护士冲洗干净牙面并吸尽冲洗液。

（3）酸蚀牙齿舌侧面:用液状石蜡棉签涂抹病人唇部,放置开口器,纱球隔湿。医生用75% 乙醇小棉球擦拭牙齿舌侧面后,护士吹干牙面。传递酸蚀剂给医生涂于病人牙齿舌侧面上,30～60 秒后护士冲洗牙面,及时吸唾。更换隔湿纱球,吹干牙齿舌侧面。

（4）粘接舌侧托槽

1）将间接粘接剂 A 液、B 液分别滴入不同的盛液盘中。

2）用小毛刷蘸取 B 液,传递给医生,医生均匀地涂抹在牙齿舌侧面上。同时,护士用另一小毛刷蘸取 A 液,均匀地涂抹在舌侧托槽底板上。

3）传递转移托盘及舌侧托槽,医生将转移托盘就位,等待 3～5 分钟粘接剂固化后,医生取下转移托盘。

4）传递探针和口镜,医生去除托槽周围多余粘接剂。

（5）安置弓丝

1）传递弓丝和弓丝压入器,医生将弓丝放入托槽槽沟内。

2）传递舌侧末端切断钳,医生切断多余弓丝。

3）传递舌侧末端回弯钳,医生回弯两侧弓丝末端。

4）传递结扎丝,医生结扎托槽和弓丝。

5）传递舌侧结扎丝切断钳,切断多余结扎丝。

6）传递弓丝压入器,将结扎丝末端压入弓丝下方。

7）嘱病人活动舌体,感觉有无弓丝或结扎丝刺扎舌体或牙龈。

（6）协助病人漱口、下椅位。

（7）整理用物:医疗废物分类放置,器械送消毒供应室处理。

4. **术后护理** 根据医嘱预约复诊时间,一般每隔 4～6 周复诊一次。

（五）拆除固定矫治器病人的护理

1. **术前指导** 告知病人操作过程及注意事项,治疗操作中有不适时举左手示意。

2. **用物准备**

（1）常规用物:检查盘、口镜、探针、牙用镊、口杯。

（2）专科用物:托槽去除钳、带环去除钳、粘接剂去除钳、矽粒子、弯机、制取藻酸盐印模用物。

3. 护理操作

（1）病人准备：协助病人漱口，戴防护眼罩。

（2）拆除托槽：传递托槽去除钳，医生将托槽从牙面上取下。

（3）拆除带环：传递带环去除钳，医生取下带环。

（4）去除牙面粘接剂：传递粘接剂去除钳，去除牙面上附着的粘接剂。

（5）打磨牙面：传递弯机，医生打磨牙面。

（6）制取印模：调拌藻酸盐印模材料，配合医生制取印模，用以制作记存模型和制作保持器的工作模型。

（7）协助病人漱口、下椅位。

（8）整理用物：医疗废物分类放置，器械送消毒供应室处理。

4. 术后护理　根据医嘱预约复诊时间，一般每隔3～6个月复诊一次。

六、健康指导

1. 口腔卫生　指导病人做好口腔清洁，减少并发症。

2. 分牙后的健康指导　放置分牙材料后，会出现牙周酸胀不适感，一般不需特殊处理，不要自行取出分牙材料。未到预约复诊时间期间，如果分牙材料脱落，尽快与医生联系处理。

3. 固定矫治器的维护方法　避免可能造成矫治器损坏或脱落的因素，如不要啃食硬物，尽量避免过硬、过黏、带核（如枣、话梅等）的食物。进食时用牙齿咬合面进行咀嚼，宜细嚼慢咽，左右两侧均衡咀嚼。不能自行剪断弓丝或取下托槽等。如有矫治器附件损坏或脱落，及时与医生联系处理。

4. 矫治期的不适及处理　告知病人矫治期间常出现的不适，如疼痛、溃疡、弓丝刺伤等，并使病人能采取应急处理措施。

5. 保持期的健康指导　告知病人戴用保持器的重要性，预防复发。教会病人正确取戴活动保持器，告知病人应遵医嘱要求时间戴用保持器。如出现疼痛不适、保持器边缘磨损牙龈、食物嵌塞等，应尽快联系医生进行调磨处理。

6. 按时复诊。

（刘漫丽）

◀ 第六节　口腔正畸病人口腔健康维护的方法 ▶

一、口腔正畸病人口腔健康维护的意义

1. 保持病人口腔清洁，减少并发症　由于病人佩戴固定矫治器，口腔清洁受到影响，容易出现牙龈炎症、牙齿龋坏等并发症，影响口腔健康。指导正畸病人掌握正确的刷牙方法，维持良好的口腔卫生，减少并发症的发生。

2. 病人掌握矫治器的使用和维护方法，从而发挥矫治器的矫治作用　活动矫治器病人可以自行取戴，因佩戴该矫治器会有异物感、发音不清、疼痛等不适症状，病人需十分合作，严格按医嘱坚持佩戴，才能取得良好的矫治疗效。固定矫治器病人，大多数是通过粘接方式固定在牙面上，病人需了解食物选择和进食方法上的注意事项，防止矫治器脱落或损坏，

才能发挥矫治器的矫治作用。

3. 病人正确判断不适的程度，采取应急处理措施 佩戴活动矫治器会有异物感、发音不清、疼痛等不适症状。固定矫治器每次加力后会有轻微疼痛、矫治器可能因摩擦造成口腔黏膜溃疡等，也可能因弓丝或结扎丝移位刺伤口腔黏膜。病人需了解矫治期间可能发生的问题，并能采取正确的自护措施。

二、口腔正畸病人口腔健康维护的要点

（一）活动矫治病人口腔健康维护方法

1. 普通活动矫治病人的口腔健康维护方法

（1）普通活动矫治器的使用和维护方法：吃饭、游泳、剧烈运动时不戴矫治器，其余时间必须戴上。𬌗垫式活动矫治器需戴着进食。矫治器用清水冲洗，牙刷轻柔刷洗干净，不能用开水烫洗、乙醇消毒，清洗时不可用力过猛，防止变形和损坏。特殊情况下不戴矫治器时，应放入冷水中。临时取下时需妥善保管，放于专用盒子内保存，防止损坏或遗失。

（2）保持口腔清洁，减少并发症：戴用活动矫治器应保持口腔清洁，进食和刷牙前将矫治器取下，进食后将牙齿和矫治器刷洗干净，再重新戴入口中。

（3）不适及处理：初戴矫治器会有异物感，随着戴用时间延长逐渐适应。每次复诊加力后，牙齿会出现酸痛，属正常现象。如果黏膜上有压痛点，请及时联系医生处理，不能自行调整。

2. 无托槽隐形矫治病人自护健康教育

（1）无托槽隐形矫治器的使用和维护方法

1）戴用时间：除进食和刷牙外，其余时间都应戴用矫治器，每天戴用时间大于 22 小时。常规情况下，每副矫治器戴用 2 周。强调无托槽隐形矫治器每日须戴足够时间的重要性，如果每日少于 22 小时，应延长数天至 1 周再更换下一副矫治器。

2）戴用方法：先对准位置，然后用手指压入就位。取下矫治器时，用轻力从左右两侧逐步将保持器摘出，取矫治器不要固定在同一个位置，以免反复取戴后变形。平时尽可能将上、下𬌗牙齿轻轻地咬合在一起，尤其是在每次更换新矫治器后的 3～4 天内，有助于矫治器充分就位并发挥其矫治效能。首次戴用无托槽隐形矫治器时，一定要指导病人学会摘戴方法，直到病人能自己摘戴矫治器。

3）戴用顺序：病人一定要按照正确的顺序戴矫治器，复诊时间需要延长的病人，在治疗设计合理的前提下，可以一次性拿到 3～4 副甚至十几副矫治器，因矫治器过多，避免无序乱戴。

4）清洁方法：矫治器应用清水冲洗，牙刷轻柔刷洗干净，不能用开水烫洗，可用假牙清洁剂浸泡清洗。

（2）常见问题的处理

1）矫治器与牙齿存在空隙：如果发现在规定戴用时间完成后，矫治器与牙齿仍存在空隙，则应再延长戴用一段时间，直至所有牙齿与矫治器之间的空隙消失。若间隙仍持续存在，则需及时联系医生就诊解决。

2）发生矫治器丢失或无法就位：应再次戴上一阶段矫治器，并等待当前矫治器的再制作，所以一定要保存好刚使用过的、至少 3 个阶段以内的矫治器。

（二）固定矫治病人口腔健康维护方法

1. 矫治期

（1）矫治器的使用与维护：矫治器通过粘接方式固定于牙面，一般情况下托槽不会脱落，为了避免因托槽脱落而延长矫治时间，正确掌握矫治器的使用和维护应注意以下三个方面：

1）食物选择：固定矫治期间尽量避免过硬（甘蔗、胡豆等）、过黏（年糕、汤圆等）、带核（枣、话梅等）的食物，不要啃食硬物。带骨的食物需剔骨后食用，如排骨、鸡鸭翅膀等；带核的食物去核后食用；较硬、较大的水果切成小片后食用，如苹果、梨、桃等。

2）进食方法：进食时用牙齿咬合面进行咀嚼，宜细嚼慢咽，切忌狼吞虎咽。如咀嚼时感到有硬物顶住托槽，则不能继续咬食，以免托槽脱落。矫治期间，进食时应左右两侧均衡咀嚼，如果长期单侧咀嚼，可能造成弓丝旋转，一侧过短，而另一侧过长造成不适。

3）矫治过程中，不能自行剪断弓丝或取下托槽。若出现托槽或其他矫治附件脱落时，应及时联系医生就诊处理。

（2）口腔清洁：由于口内长期佩戴固定矫治器，固定矫治病人口腔清洁难度增加，应指导病人采用正确的口腔清洁方法，减少并发症。

1）进食后一定要刷牙，每次刷牙的时间不少于 3 分钟，确保每颗牙齿的唇面、舌面、咬合面都能得到有效清洁。每次复诊时带上刷牙用具，医生取下弓丝后可以更好地清洁矫治器周围及牙面。要求病人刷牙后照镜检查牙齿和矫治器是否都已经刷干净，如还有软垢及食物残渣，需要再次清洁，直到把牙齿和矫治器刷干净。

2）牙刷选择中等硬度毛的小头牙刷和正畸专用牙刷，小头牙刷作为常规刷牙用，正畸专用牙刷边缘刷毛较长，中间刷毛较短，能够较好适应粘接托槽后的牙表面形态，从而更有利于清洁托槽周围，两种牙刷配合使用，能更好地维护口腔清洁。推荐使用含氟牙膏，避免牙釉质脱钙。

3）教会病人改良 Bass 刷牙法，包括常规 Bass 刷牙法和固定正畸特殊刷牙法，除了用常规 Bass 刷牙法清洁口腔外，还需采用固定正畸特殊刷牙法重点清洁矫治器及其周围牙面。

因牙面被托槽、带环和弓丝分割成上、下两个部分，固定正畸特殊刷牙法分为两个步骤，以上颌刷牙为例：第一步，牙刷刷头与牙𬌗面成 45° 角向上，伸至弓丝下方，颤动向下竖刷，清洁牙齿的下半部分（托槽𬌗方）。第二步，将牙刷刷头旋转 180° 向下，但仍与牙𬌗面成45° 角，伸至弓丝下方，颤动向上竖刷，清洁牙齿的上半部分（托槽龈方）表面。

4）某些不易清洁的部位，例如弓丝下方被遮挡的牙面，可以使用间隙刷清理，将间隙刷伸入弓丝下方，上下刷动托槽左右两侧牙面。

5）使用牙线清洁牙齿邻面，先将牙线穿过弓丝下方，然后将牙线从牙齿邻面压入，缓和地上下刮动，清除牙缝中的食物残渣和邻面牙菌斑。

（3）不适及处理

1）初戴矫治器或复诊加力后 2~3 天，牙周有轻微疼痛或不适感，这种疼痛通常可以忍受，之后疼痛会逐渐减轻，一般 1 周左右疼痛症状消失。可进食温软食物以减轻疼痛。若疼痛未减轻反而加重，则需及时联系医生就诊检查。

2）若有结扎丝、弓丝刺扎口腔黏膜，应及时到医院进行处理，必要时可用口香糖暂时覆盖在扎嘴的弓丝或结扎丝上先做应急处理；口腔黏膜被矫治器部件磨破形成溃疡时，可以使用黏膜保护蜡涂抹于矫治部件上减少刺激,或用溃疡软膏、溃疡散等药物涂抹于破溃处缓解症状。

2. 保持期

(1)保持器的使用与维护

1)戴用时间:一般原则是被动保持时间与主动矫治时间持平,约为2年左右,成年人保持的时间要更长些,有特殊情况者需要终身佩戴。在主动矫治结束后的12个月内白天和晚上都要戴,此后6个月内只晚上戴,再后6个月可隔天晚上戴,逐渐减少时间,具体情况遵医嘱执行。如遇特殊情况必须摘下保持器,事件结束后应尽快继续戴上保持器,以免牙齿移位导致复发。

2)取戴方法:透明压膜保持器是把透明压膜保持器放入口内,先找对位置,然后用手指压入就位;取下保持器时,用轻力从左右两侧逐步将保持器摘出,取保持器不要固定在同一个位置,以免反复取戴后变形。Hawley(霍利)保持器戴用时以双手拇指和示指协作将固位卡环按压就位,摘取时将手指放于固位卡环处用力取下,不可在唇弓处用力扳动,以免变形。

3)进食时注意事项:活动保持器进食时必须取下,否则容易损坏。避免进食过热或过冷的食物,以免保持器发生变形损坏。戴用透明压膜保持器时尽量避免食用含色素的饮料或食物,如咖啡等,色素易沉着在保持器上、不易清除。固定式保持器要注意在进食时保护好保持器,防止保持器变形断裂或脱落。

4)清洁方法:活动保持器每天用清水冲洗,不能用高温消毒,可用假牙清洁剂浸泡清洗。摘下保持器时放置在专用盒中,以免不慎遗失或损坏。

(2)保持口腔清洁:进食后必须把牙齿刷干净,以免食物残渣附着在牙齿和保持器上,引起口腔异味或龋齿等。

(3)不适及处理:佩戴保持器如出现疼痛不适、保持器边缘磨损牙龈、食物嵌塞等,应尽快联系医生进行调磨处理。

知识拓展

种植支抗体在正畸临床的应用

正畸治疗过程中,任何施于矫治牙使其移动的力必然同时产生一个方向相反、大小相同的力,能抵抗矫治力反作用力的结构称为支抗。要保证正畸治疗的成功,除了正畸治疗前准确的诊断和精确的治疗计划外,治疗中对于支抗的良好控制也非常重要。在传统的治疗方案中,常用的支抗控制手段是直接以病人口内的一部分牙作为支抗的牙支抗系统和以口外弓、J钩、颈带为支抗来源的口外支抗系统。随着治疗技术的不断进步,这两种支抗系统在面对一些特殊情况的时候,暴露出了它们的不足,难以满足医生和病人的需求,在这一背景下,种植支抗体应运而生,成为第三类正畸支抗系统。种植支抗体就是利用钛的生物相容性,将其植入牙槽骨内,使其承受矫治力,以达到加强支抗的目的。在临床上应用最为广泛的是微螺钉种植体,一般植入于牙槽嵴上,位于两邻牙牙根之间。因为种植体支抗在牙槽骨中基本不发生移动,也不需要病人的配合,所以种植支抗体的应用在临床上得以迅速发展和传播,成为十分简洁而且有效的支抗手段。

思考题

1. 错𬌗畸形病人的护理评估包括哪些方面内容？

2. 正畸治疗病人常见的护理诊断/问题有哪些？

3. 粘接唇侧托槽的护理操作流程有哪些内容？

4. 如何做好活动矫治病人的口腔健康维护？

5. 如何做好固定矫治病人的口腔健康维护？

（刘漫丽　王韵诗）

教学大纲（参考）

一、课程概况

口腔修复与正畸护理技术是一门讲授口腔修复学、口腔种植学、口腔正畸学的基础理论、治疗及护理的基本特点，以及材料及设备器械管理的基础知识学科。总学时为 24 学时，其中理论课 18 学时，实践课 6 学时。要求重点掌握口腔修复学、口腔正畸学、口腔种植学的概念、特点，以及常见护理技术和护理措施。考核方式为闭卷考试，命题基本原则为掌握的内容占 70%，熟悉的内容占 20%，了解的内容占 10%；学科总成绩为 100 分，其中平时成绩占 40%，期末考试成绩占 60%。

二、课程目标

（一）知识目标

1. 掌握口腔修复学、口腔正畸学、口腔种植学的概念，常用护理操作技术、护理评估、措施及方法。

2. 熟悉口腔修复学、口腔正畸学、口腔种植学的治疗基本特点。

3. 了解口腔修复学、口腔正畸学、口腔种植学的治疗原则。

4. 学会口腔修复、口腔种植及正畸病人整体护理方法。

5. 能熟练运用护理程序评估口腔修复、口腔种植及正畸病人，作出相应的护理诊断，采取正确的护理措施。

（二）技能目标

能具备良好的临床判断能力，能熟练地运用所学知识为病人实施整体护理。

（三）素质目标

1. 具有良好的道德行为规范。

2. 树立严肃认真、实事求是和高度负责的科学态度。

三、学时分配

目录	教学内容	理论学时	实践学时	总学时
第一章	绪论	2	0	2
第二章	口腔修复病人护理	8	2	10
第三章	口腔种植病人护理	4	2	6
第四章	口腔正畸病人护理	4	2	6

四、大纲使用说明

本教学大纲适用于口腔护理专业学生，教学内容的要求分掌握、熟悉和了解 3 个层次。用<u><u>双底线标识</u></u>的内容为要求学生掌握的内容，要求教师对本部分内容应该做详细和反复的透彻讲解，可进一步拓展相应的知识广度和深度；学生应认真听讲、反复仔细研读，理解本部分内容的内涵与外延。<u>单底线标识</u>的内容为要求学生熟悉的内容，要求教师讲清本部分的内容；学生应能理解涉及的有关知识。无底线标识的内容为要求学生了解的内容，一般为众所周知或一看便知的知识，教师可略讲或不讲，学生可听听或略读。用加粗标识的内容，是后继开设课程必备的基础或日后工作常用的知识，是考试命题的主要内容，教师授课时应予突出，为学生学习时应重点掌握的内容。在右上角用 * 标识的内容为难点内容，教师在授课时应予以突破。

五、内容与要求

【绪论】

（一）内容简介

本章主要介绍了口腔修复学概述、口腔种植学概述、口腔正畸学概述，以及材料及设备器械的管理知识。

（二）教学内容与要求

1. 口腔修复学概述　概念、病因、治疗原则、<u><u>修复体类型及特点</u></u>、<u><u>口腔修复治疗基本流程</u></u>。

2. 口腔种植学概述　概念、病因、治疗原则、<u><u>修复体类型及特点</u></u>、<u><u>口腔种植治疗基本流程</u></u>。

3. 口腔正畸学概述　概念、病因、治疗原则、口腔正畸治疗类型及特点、<u><u>口腔正畸治疗基本流程</u></u>。

4. 材料及设备器械的管理　材料管理、设备仪器管理、器械管理。

（三）实践教学内容与要求

实践教学为习题课，不在课内安排，根据教学需要布置作业。

（四）教学方法与教学活动

以讲授法为主，辅以多媒体演示、模型教学。

（五）教学时数安排

总学时数为 2 学时，其中理论学时数为 2 学时。

【口腔修复病人护理】

（一）内容简介

本章主要介绍口腔修复常用材料及器械、口腔修复护理主要操作技术、口腔修复护理概论、牙体缺损病人的护理、牙列缺损病人的护理和牙列缺失病人的护理。

（二）教学内容与要求

1. 口腔修复常用材料及器械　常用材料、常用器械。

2. 口腔修复护理主要操作技术　<u><u>水门汀材料调拌术</u></u>、<u><u>印模材料调拌技术</u></u>、<u><u>石膏模型灌注技术</u></u>、<u><u>暂时冠制作技术</u></u>、<u><u>𬌗位记录蜡基托制作技术</u></u>。

3. 护理概论　<u>护理评估</u>、<u>常见护理诊断 / 护理问题</u>、<u>护理措施</u>。

4. 牙体缺损病人护理　病因及发病机制、<u>护理评估</u>、治疗要点、<u>常见护理诊断 / 护理问题</u>、**护理措施**、**健康指导**。

5. 牙列缺损病人护理　病因及发病机制、<u>护理评估</u>、治疗要点、<u>常见护理诊断 / 护理问题</u>、**护理措施**、**健康指导**。

6. 牙列缺失病人护理　病因及发病机制、<u>护理评估</u>、治疗要点、<u>常见护理诊断 / 护理问题</u>、**护理措施**、**健康指导**。

7. 口腔修复病人口腔健康维护的方法　口腔修复病人口腔健康维护的意义、**口腔修复病人口腔健康维护的方法**[*]。

（三）实践教学内容与要求

实践教学为操作训练，根据教学安排实操训练。

（四）教学方法与教学活动

以讲授法为主，辅以多媒体演示、模型教学。

（五）教学时数安排

总学时数为 10 学时，其中理论学时数为 8 学时，操作训练 2 学时。

【口腔种植病人护理】

（一）内容简介

本章主要介绍口腔种植护理相关知识。

（二）教学内容与要求

1. 口腔种植常用材料和器械。

2. 口腔种植护理概论。

3. 口腔种植护理主要操作技术：开窗式、非开窗式种植义齿印模制取术，种植扫描模型制备术，人工牙龈制作术。

4. 种植体植入术病人与口腔种植义齿修复病人的护理：护理评估、常见护理诊断 / 护理问题、治疗要点、护理措施。

5. 口腔种植病人的牙周维护。

（三）实践教学内容与要求

实践教学为习题课，不在课内安排，根据教学需要布置作业。

（四）教学方法与教学活动

以讲授法为主，辅以多媒体演示、模型教学。

（五）教学时数安排

总学时数为 6 学时，其中理论学时数为 4 学时，操作训练 2 学时。

【口腔正畸病人护理】

（一）内容简介

本章主要介绍口腔正畸常用材料及器械、口腔正畸护理主要操作技术、口腔正畸护理概论、错𬌗畸形活动矫治病人的护理、错𬌗畸形固定矫治病人的护理和口腔正畸病人口腔健康维护的方法。

（二）教学内容与要求

1. 口腔正畸常用材料及器械　<u>常用材料</u>、常用器械。

2. 口腔正畸护理主要操作技术　<u>印模材料调拌技术</u>、<u>石膏模型灌注技术</u>、**记存模型修整术**、<u>玻璃离子水门汀调拌技术</u>、<u>制取硅橡胶印模技术（手混型）</u>、**透明压膜保持器制作**

技术。

3. 护理概论　护理评估、常见护理诊断 / 护理问题、护理措施。

4. 错𬌗畸形活动矫治病人的护理　病因及发病机制、护理评估、治疗要点、常见护理诊断 / 护理问题、护理措施、**健康指导**。

5. 错𬌗畸形固定矫治病人的护理　病因及发病机制、护理评估、治疗要点、常见护理诊断 / 护理问题、**护理措施、健康指导**。

6. 口腔正畸病人口腔健康维护的方法　口腔正畸病人口腔健康维护的意义、**口腔正畸病人口腔健康维护的方法**[*]。

（三）实践教学内容与要求

实践教学为习题课，不在课内安排，根据教学需要布置作业。

（四）教学方法与教学活动

以讲授法为主，辅以多媒体演示、模型教学。

（五）教学时数安排

总学时数为 6 学时，其中理论学时数为 4 学时，操作训练 2 学时。

参考文献

[1]　傅民魁. 口腔正畸学［M］. 6 版. 北京：人民卫生出版社，2012.

[2]　陈扬熙. 口腔正畸学：基础、技术与临床［M］. 北京：人民卫生出版社，2012.

[3]　赵佛容. 口腔护理学［M］. 3 版. 上海：复旦大学出版社，2017.